# 临床护理实践与护理学研究

主编 魏肖星 王文文 安文秀 张营营

上海交通大學出版社
SHANGHAI JIAO TONG UNIVERSITY PRESS

**内容提要**

本书首先简单介绍了护理学基础理论和操作；随后对临床各科室的常见疾病进行了重点讲解，涉及疾病的病因、临床表现、实验室检查、治疗、护理评估、护理诊断及护理措施等内容。本书将临床疾病护理方面积累的实践经验进行总结，并对国内外最新研究成果进行汇总，适合各级医院临床护士及医学院校在校学生阅读使用。

**图书在版编目（CIP）数据**

临床护理实践与护理学研究 / 魏肖星等主编. --上海 : 上海交通大学出版社，2023.12

ISBN 978-7-313-28936-0

Ⅰ. ①临… Ⅱ. ①魏… Ⅲ. ①护理学－研究 Ⅳ. ①R47

中国国家版本馆CIP数据核字（2023）第115437号

## 临床护理实践与护理学研究

LINCHUANG HULI SHIJIAN YU HULIXUE YANJIU

主　　编：魏肖星　王文文　安文秀　张营营
出版发行：上海交通大学出版社
地　　址：上海市番禺路951号
邮政编码：200030
电　　话：021-64071208
印　　制：广东虎彩云印刷有限公司
经　　销：全国新华书店
开　　本：710mm×1000mm　1/16
印　　张：12.5
字　　数：217千字
插　　页：2
版　　次：2023年12月第1版
印　　次：2023年12月第1次印刷
书　　号：ISBN 978-7-313-28936-0
定　　价：198.00元

# 编委会


**主　编**

魏肖星　王文文　安文秀　张营营

**副主编**

庄倩倩　王露芳　王静洁　崔　伟

**编　委**（按姓氏笔画排序）

王文文（山东省聊城市眼科医院/山东省聊城市第五人民医院）

王静洁（河北省高邑县医院）

王露芳（中南大学湘雅三医院）

庄倩倩（山东省聊城市人民医院）

安文秀（山东省日照市中心医院）

李群立（荆楚理工学院附属中心医院/湖北省荆门市第二人民医院）

张　敏（荆楚理工学院附属中心医院/湖北省荆门市第二人民医院）

张营营（山东中医药大学附属医院）

秦桂芳（湖北医药学院附属十堰市人民医院）

曹佳芹（武警新疆总队医院）

崔　伟（河北省胸科医院）

魏肖星（山东省滨州医学院附属医院）

# 前　言

长久以来，护理学一直是临床医学一级学科下的二级学科，但随着护理学科内涵的不断扩展，其作为二级学科已无法满足学科发展的需要。因此，为满足社会的需要和学科的发展，我国护理学正式获批成为一级学科。同时，护理学体系内涵不断转变，经历了以疾病为中心、以患者为中心并逐步过渡到了以人的健康为中心。现阶段护理学科发展的总目标是促进人的健康，其服务对象不仅限于患者，也包括亚健康人群和健康人群。此外，人民群众多样化、多层次健康需求的增长，护理服务领域不断扩展，护理服务内涵不断丰富，护理的专业化水平不断提升，这对临床护理工作者提出了更高层次的要求。基于这一现实需求，我们特组织多位长期工作于临床护理一线的专家、学者共同编写了本书，旨在分享近年来国内外先进护理理论，规范临床护理操作，提高临床护理质量。

本书的编写从临床实际需求出发，以完善临床护理操作流程、加强临床护理队伍建设为目的，坚持理论与实践并重。首先，本书对临床护理的发展趋势、临床护理的一般原则和临床护理技术进行了简单的介绍；随后，对心内科、呼吸内科、神经外科等临床科室的常见疾病进行了重点讲解，涉及原发性高血压、急性呼吸道感染、脑动静脉畸形等常见疾病，涵盖了疾病的病因、临床表现、实验室检查、治疗、护理评估、护理诊断及护理措施等内容；同时，本书对重症监护室中的危重症护理进行了一定篇幅的论述。本书将临床疾病护理方面积累的实践经验进行总结，并对国内外最新研究成果进行汇总，具有一定的科学性和前瞻性，有助于读者更深入了解和掌握临床护理实践方面的新知识、新技术，适合各级医院临床护士及医学院校在校学生阅读使用。

编者在深入临床实践之余，怀揣着对护理事业的满腔热忱，希望能将自身在临床护理工作中的点滴感悟，呈献给护理同行。但由于编者们编写时间仓促，编写水平及经验有限，且护理学知识也在不断更新，书中难免出现不足之处，敬请使用本书的读者积极指正，以便日后及时修订。

《临床护理实践与护理学研究》编委会

2023年1月

# 目　录

# 第一章
# 总　论

## 第一节　临床护理的发展趋势

医学是伴随着社会的发展与人类的进步而发展的，医学模式的转变和人类对健康观念的不断更新也是医学发展的必然产物。随着医学模式从单纯的生物模式发展到生物-心理-社会模式，护理也在渐渐地由一门技术性学科向艺术和科学性学科转变。人们对于护理也相应地提出了更新和更高的要求，以往的以医疗为中心、以执行医嘱为工作任务的临床护理已经不能满足患者的需要。疾病谱的不断变化向临床护理提出了新的挑战，人们对于生活质量的追求也为临床护理赋予了新的使命与价值。

### 一、重视护患交流，实施整体护理

随着生物-心理-社会医学模式和心身医学的发展，以患者为中心的整体护理已在逐步取代以往的功能制护理。整体护理的开展对护患交流提出了新的要求，要求临床护士更注重各种患者的心理感受，以及能够采用相应的交流技巧去应对患者的感受，以利于患者身心健康的恢复。护理工作不仅把人看成一个由各器官组成的有机体进行医疗性照顾，还要体现人的整体性，这种整体性不只体现在机体各个系统之间的协调关系上，还体现在机体的心理、生理状态与周围社会、环境变化的适应性上。

#### (一)整体护理的定义、内涵及意义

1.定义

整体护理是以患者为中心，以现代护理观为指导，以护理程序为基础框架，并把护理程序系统化地用于临床护理和护理管理的工作模式。

2.内涵

整体护理是对于以往护理模式的发展，其理解如下。

(1)生物-心理-社会模式，即从单纯地照顾患者的生活和疾病护理拓展为全面照顾患者的生理、心理、社会方面的需要。

(2)患者不光在住院期间需要护理，在出院后同样需要指导康复，指导自我保护，预防疾病的复发。

(3)护理的对象不只是帮助患者恢复健康，还应包括使健康人更健康。

(4)在人生命的全过程，生、老、病、死的各个阶段都需要护理。

(5)在疾病的全过程中，除患病需要恢复外，如何使垂危患者减少痛苦及平静地离开人世，也是整体护理开展的范畴。

(6)护理的对象已从个人发展到家庭和集体场所。同时，在对患者进行护理时，临床护士除发挥个人的护理技巧外，还要动员患者所处的家庭、集体给予其充分的关怀和支持。

3.意义

(1)适应疾病谱的变化：由于生活方式的变化和科学技术的进步，由生物病原引起的急性传染性疾病逐渐减少，而与心理、社会因素关系较为密切的心、脑血管病和肿瘤的发病率却明显增高，并成为主要死亡原因。整体护理的开展，满足了患者在心理、社会方面的需要。

(2)适应人类健康观念的转变：健康是每个人所特有的，应具有个人的特征。每个年龄段有不同的生理、心理、社会发展规律，每个人有不同的健康标准，开展整体护理，把患者个体化，能够根据不同患者的需要提供相适应的护理措施。

(3)适应人类对预防重要性的认识：预防工作包括改善卫生条件、免疫接种、合理营养，以及改变生活方式等。整体护理的开展，通过对患者进行健康教育，教会患者及家属如何创造最利于健康的条件，为预防并发症及其他疾病打下基础。

### (二)整体护理的现状与具体实施办法

1.现状

目前，整体护理的开展在我国仍处于摸索期，各大医院都在探索一条符合本院特点的发展道路。一般先在医院里设立试点病房，积累一定经验后再逐步扩大试点范围，经过总结改进后再全面展开。三级医院整体护理模式病房率＞30%，二级医院＞20%，并在以后医院分级管理评审中要求逐渐扩展整体护理。整体护理正在蓬勃开展，必将更适应我国的国情。

2.具体实施办法

(1)制定护理哲理:哲理是探究现实问题的原则和人类行为的本质,也就是一个人思想与行为的价值取向与信念。制定护理哲理,要求护理人员时刻明确自己的工作目标和目的,围绕着这一信念,主动地从思想与业务上完善自我,提高为患者解决问题的能力。

(2)护理人员组织结构:根据病床数、工作人员总数、患者照顾的需要、工作人员的能力及预测工作量表等考虑分组和派班。病房护士长根据病房护士的年资、经验、工作能力等情况将护士分组,每组可设小组长 1 名,下设组员,组长与组员共同负责一组患者的全面护理。在分派晚夜班时,也要注意各组组员交替轮派,同时注意组员的相对固定,以利于护士对所管患者的病情及其他情况的掌握。

(3)运用护理程序进行整体护理:护理程序是整体护理的基本框架,它包括护理评估、护理诊断、护理计划、执行计划及护理评价 5 个步骤。护士做的工作都是有理有据的,为准确评价护理的效果,也为了能给护理教学及科研提供有力的事实依据,护士要将所做的工作记录在案。为了让护士把更多的时间投入到对患者的护理中去,可制订相应的表格。护士依据患者情况,选择适合患者情况的内容填写,遇有特殊情况时另作补充。

入院评估表:较全面地反映患者入院时身体各个系统的基本状况,既往的健康状况,以及心理、社会各个方面的情况,为护理评估打下基础。

标准护理计划:临床科室可根据本科室的病种、患者常见的并发症,以及患者较普遍存在的问题,制订出标准护理计划。

标准教育计划:对主要收治范围内的患者进行健康教育。体现一切以患者为中心的思想,提高患者及家属的防病、治病能力。包括入院宣教,检查前、中、后的教育,心理、饮食、锻炼的咨询,以及疾病的科普知识宣教。

护理记录表:能够简单明了地体现患者病情的动态发展。

护理质量评价表:由小组长或护士长对护理效果进行评价后填写,力求评价客观、准确。评价结果可为制订新的护理计划提供依据。

出院评估及指导:根据出院评估的结果,有针对性地为患者提供出院指导,如在饮食、运动、服药、复查及性生活等方面提供全面指导。

**(三)护患交流的技巧**

护士与患者之间是一种特殊的关系。护士作为一个提供帮助者,她的每一句话、每一个动作,都会对接受帮助者产生不同的影响。作为在护患关系中占主导地位的护士，应对患者多产生正面影响，尽量避免产生负面影响。

1.提高自身素质，搞好护患关系

(1)护士本身应该有健康的生活方式。

(2)保持健康乐观的情绪，护士应注意不把生活中的不愉快情绪带到工作中来。

(3)要诚恳，给以温暖和适当的移情。护理工作中护士要以诚为本，让患者感受到你是真心愿意帮助他。适当的移情是护士应尽量了解患者的感觉和经验，并接受和理解他的感觉。

(4)不断丰富与护理有关的人文、社会和行为科学知识。

2.运用沟通技巧，促进护患交流

沟通是遵循一系列共同的原则，将信息从一个人传递到另一个人的过程。有效的沟通应是接受者所收到的信息与发出者所表达的正好相同。掌握并熟练运用沟通技巧，将有效地促进护患交流，也是整体护理对临床护士的一个要求。

(1)语言性沟通：语言在整体护理工作中是一个十分重要的工具。它是护士与患者进行沟通最基本、最重要的工具，也是沟通护士与患者间感情、思想的重要媒介，在进行语言性沟通时应注意：①语言应通俗易懂、简单明确。避免过于专业化的术语和医院常用的省略句，对于严格要求的注意事项，必须明确无误地强调，绝不含糊。②使用礼貌性语言，尊重患者的人格。③使用安慰性的语言，对于患者，护士应给予同情，让患者感觉到护士和蔼可亲。④应用科学的语言。本着对患者负责的态度，实事求是，对疾病的解释和病情的判断要有根据，回答患者问题要合理，不可胡编乱造。⑤语言要有针对性，即要求根据患者个体差异选择相适应的语言，如对于急性重症患者，语言要少而稳重，对于慢性病患者，要给予支持和鼓励性语言。

(2)非语言性沟通：非语言行为又称身体语言，如面部表情、身体姿势、手势及眼神等。非语言信息是一种不很清楚的信息，但往往比语言信息更真实。

(3)沟通的常用技巧：①倾听是为了收集和掌握患者的相关信息。倾听不只是简单地聆听对方的词句，更重要的是在听的同时带来心理活动，注意患者的声音、语调、面部表情、身体姿势、手势等行为，把全部注意力放到患者身上，收集患者全方位的信息。常使用的倾听技巧：注意或参与，为表示在全神贯注地倾听患者的谈话，护士应与患者保持适当的距离(1.0～1.5 m)；维持松弛、舒适的体位和姿势；保持眼神的交流；避免分散注意的动作，如不时地往窗外看；不打断对方的话或转换话题；不评论对方所谈的内容；重视反馈信息；倾听的同时，用不同的语言或微笑表示在听患者的谈话，表示你很有兴趣听他继续讲下去。②核实是为了确认所听到和观察到的信息。可采用：复述，即不加判断地把对方的话重复一遍；意述，即用不同的词句复述对方原句所表达的意思；澄清，将一些模棱两可的、不够完整的陈述弄清楚，并试图得到更多的信息；小结，用简单的总结方式将患者的内容复述一遍；反映：是将患者的"言外之意，弦外之音"摆到桌面上来，使他更加明确护士的真实感情。

解决问题的沟通技巧：指以解决问题为目的的沟通技巧，包括收集信息、集中主要问题、总结和提供信息。

其他沟通技巧：①沉默。沉默可给患者思考的时间，让他体会到护士很能理解患者的心情。②自我暴露。一般人喜欢和能开放自我的人相处，并能向自我暴露的人分享自己的感受。因而，在护患交流中，护士适当的自我暴露，能更拉近护患间的距离。③抚摸。在不适于用语言表示关怀的情况下，可用轻轻地抚摸代替，抚摸可使不安的人平静下来。但抚摸要注意性别、社会文化背景等影响因素，以免因抚摸产生负面影响。

### (四)护患交流在整体护理中的作用

整体护理把患者看作是一个整体的、社会化的人，这就要求护士在整个护理程序中都能有效地运用沟通技巧。只有在建立了良好的护患关系的基础上，才能全面、准确地收集患者信息，从而为患者提供全面、系统的照顾。

1.改善护患关系，取得患者信任

护理工作的开展，离不开患者的支持与配合。当护士的工作能力在护患交流中得到患者的认可之后，无疑会增加患者对护士的信任度。有效的护患交流可以改善护患关系，帮助护士取得患者的信任。

2.准确收集资料，完善护理

护理工作的目的就是给患者从生理、心理、社会各方面创造最佳的治疗条件，从而促进患者的康复。通过良好的护患交流，取得了患者的信任，在很大程度上帮助护士全面、准确地收集患者资料。在整个护理程序中，收集资料是第一步，也是能否真正护理好一个患者的基础。因而运用一定的沟通技巧，全面获得患者资料就显得至关重要。

3.建立良好的护患关系，增强临床护理效果

作为一名临床护士，在以患者为中心的整体护理中，为患者提供良好的护理，促进患者的健康，同时也可以体现护士本身的人生价值。整体护理的探索性实施，使得患者对护士的看法在逐渐改变。通过护患交流，患者可以感觉到护士

除了亲切、细致以外,也有广博的知识和护理的艺术;也是通过护患交流,护士在主动为患者做一些有意义的事情后,会感到自己人生价值的升华。因而,良好的护患关系是良好的临床护理效果的基础。

重视护患交流,实施整体护理,是现代临床护理发展的总趋势。护患交流不仅仅是生活上的对话,更重要的是护士要通过提高自身素质,在护患交流中为患者解决实际存在的或有可能发生的问题。

## 二、老人、慢性病及癌症患者的护理

由于生活水平的提高及医疗科技的进步,人类寿命普遍延长,人口老龄化已经成为全人类关注的焦点。而社会文明和环境污染的影响,使慢性病、癌症患者与日俱增。中国计划生育工作的开展,不但给家庭赡养老人、照顾慢性病患者和癌症患者带来巨大的压力,同时也会给这类特殊人群增加孤独感与无所适从感。因而,重视对老年人、慢性病及癌症患者的护理,摸索出一套针对这类特殊人群有实用价值的护理方案,从而分别将他们集中进行临床护理,也是现代临床护理的新趋势。它不但可以减轻社会的负担,同时也在提高这类人群生活质量、促进其康复上起到积极作用。

### (一)重视老年人的护理

1.老年人的特点

(1)生理特点:人过中年以后,身体功能逐渐改变,器官组织逐渐出现退行性变化。此外,人的年龄越大,受外在因素如物理性、化学性、微生物性的损伤也越多,这些因素都会对老年人的生理造成伤害。

(2)社会特点:进入老年后,人类的社会角色都会发生较大的变化。退休,朋友及家人的去世,子女的离开,都会给老年人带来特殊的心理压力。

(3)心理特点:由于生理上和社会角色的变化,老年人的心理也相应会发生很大的变化。做好老年人心理护理在老年人的护理中占有很大比重,因而,了解老年人的心理特点也就至关重要。

失落感:老年人曾经是社会的中流砥柱,在工作中往往处于主导地位。当他们从原来的工作岗位退下来时,他们会觉得自己再也不能如年轻时一样做事情了。这种主导地位也随之消失,这一切都会增加老年人的失落感。

孤独感:老年人是一个特殊的群体,他们面临着更多的分离,这些都会给老年人带来悲伤和孤独的感觉。

落伍感:现代科技突飞猛进的发展带给年轻人的是新鲜和刺激,给老年人带来的则是落伍感。他们的生理特征决定了他们反应较慢，接受新事物的能力相对较差，导致了老年人的落伍感。

遗憾感：步入老龄后，闲暇时间多了，以往生活中的遗憾会重新浮现到现实生活中来。而要实现年轻时未曾实现的梦想，则比年轻时更难。这种遗憾感不仅体现在老年人有自己未完成的事，还体现在没有兑现他们给别人的承诺。

恐惧感：生老病死虽说是大自然的规律，但当死亡临近时，人会有一个对死亡恐惧的阶段，老年人也不例外。

2.老年人护理的要点

(1)生活上的指导与照顾：由于生理功能的退化，老年人的饮食起居在维护健康上显得更为重要。原则上，护士要指导老年人如何养成良好的生活习惯、合理膳食、适当运动及去掉不良嗜好与习惯。护士要根据老人的不同情况，制订不同的照顾计划。老年人常患慢性疾病，护士要指导老年人如何用药及观察药物的疗效与不良反应。

(2)心理上的安慰与支持：对待老年人，首先要有爱心。在爱心的驱使下，护士要尊敬老人，耐心地倾听老人的倾诉，体贴关怀他们，尊重他们的爱好与习惯，使他们在离开自己的亲人时，仍能从护士这里获得亲切感。由于相同的生活经历，对于生活的相同看法，使得老年人与老年人更易于相处。作为临床护士，要帮助老年人提供寻找同伴的机会，并且协调好老年人之间的关系，让他们在愉快的相处中保持良好的心境。

(3)家庭与社会的支持：人是社会的，老年人也不例外，动员家庭和社会力量来关心、爱护老年人，使老年人得到被认同感和幸福感。给他们创造一定的条件，使他们继续为社会作出贡献。护士还要督促老年人家属与之接触，让老年人感觉自己没有被遗弃。与此同时，护士应鼓励老年人把自己当成生活的一部分，并且保持与各年龄人的联系，使他们拥有自己美好的生活目标。

**(二)慢性病患者的护理**

1.慢性病患者的特点

(1)生理特点：由于慢性病的长期存在，会导致发病器官的功能逐渐减退直至消失。而一个器官的疾病常会影响其他器官的功能，从而导致慢性病患者机体功能降低，逐渐衰竭。

(2)心理特点：①负罪感。由于长期生病在床，给家人、社会带来了经济、精神上的负担，这些带给患者负罪感。②孤独感。由于健康人都有自己的事业和生活，因而家人在对慢性病患者的照顾上难以面面俱到。家人、朋友的离开，会加重患者的孤独感。③焦虑感。许多慢性病患者在病前身居要职或在家里是领头雁,久病在床,患者会担心家庭、工作方面的情况。由于久病不愈,患者对治疗疾病的信心也会下降,从而对自身状况的焦虑与日俱增。④恐惧感。慢性病患者对死亡的恐惧感。

2.慢性病患者的护理要点

(1)增强患者对护理人员的信赖感:慢性病患者对于自身的疾病都有一定了解,从而提出一些专业性较强的问题,这就给护理人员提出了更高的要求。要增强患者的信赖,必须提高自身的素质,要求护士有扎实的医学基础知识,能准确地回答患者提出的各种问题。

(2)增强患者战胜疾病的信心:疾病并不可怕,可怕的是患者意志的崩溃。护理人员有责任帮助患者建立坚强的战胜疾病的信心。

(3)体贴关怀、耐心周到地护理患者:帮助患者去掉孤独、负罪感,让他们感到自己没有被遗弃,同时也让患者感到自身存在的价值。

(4)注意护理操作的准确性:增强患者的安全感,减少患者的痛苦。慢性病患者长期接受治疗护理,这给护理操作带来很大的挑战性。准确的护理操作能减少患者的痛苦,增强患者的安全感与信赖感。

### (三)癌症患者的护理

1.癌症患者的特点

(1)生理变化:①受癌细胞浸润的器官功能减退直至消失。②癌细胞转移到其他器官影响其功能。③疼痛。④癌症恶病质综合征是指癌症患者健康情形非常不好及营养状态非常差的一种状态,患者体重减轻,肌肉松软无力,食欲缺乏,严重酸中毒及败血症,此时患者开始生命的倒计时。

(2)心理变化:①否认。初听诊断为癌症,患者都不愿接受事实,进而到处求医,以期否认患癌这一事实。②磋商。在确认自己的确患了癌症以后,患者从理智上开始接受癌症,但仍希望有奇迹出现,企图挽回生命。③抑郁。当奇迹没有出现、幻想破灭时,患者的病情也在逐步加重,但此时患者仍不愿面对癌症及其所带来的痛苦,从而试图逃避现实,甚至有自杀的倾向。④接受。经过长时间的冲突与思考之后,患者接受命运的安排,平和地面对各种治疗,安详地生活着。

(3)社会变化:由于患病,患者的家庭角色、社会角色都会发生变化,离开了自己喜爱的工作岗位,离开了对家人所负的责任,而转变成了患者,需要接受他人的关心与爱护。

2.癌症患者的护理要点

(1)采取适当的方式让患者及家属接受身患癌症这一事实,不要谈癌色变。

(2)压缩磋商期,向患者介绍最近的医学进展,使患者增强战胜疾病的希望和信心,而不要寄希望于非科学的力量,也可向患者介绍类似病例的成功经验。

(3)去除抑郁期,给患者营造一个积极的治病环境,让患者乐观地接受各种治疗,充分体现自己的生存价值。

(4)动员家庭、社会力量共同给予癌症患者精神慰藉。

(5)护理操作准确,增强患者的信赖感与安全感。

(6)教会患者应对与克服放射治疗(简称放疗)、化学治疗(简称化疗)等所带来的不良反应,减少其不适应感,增加其自信心。

## 三、重视临终关怀,提高生活质量

### (一)临终的定义

患者已接受治疗性或姑息性治疗而病情无明显改善,或发现病灶时间太晚及诊断太迟而错过治疗的有效时机,此时患者虽意识清晰,但由于病情加速恶化,种种迹象已表示生命即将终结,这一段时期一般在去世前的3～6个月,通常称为临终。

### (二)临终患者的特征

1.生理特征

(1)肌张力的丧失:肛门括约肌张力的丧失可能导致临终患者的大小便失禁,如此期护理不好,则易导致压疮。也由于肌肉张力的减弱或丧失,导致患者吞咽困难,妨碍患者进食和吞咽咽喉部分泌的黏性液体,使痰液显得格外多。

(2)胃肠道蠕动减弱:胃肠道蠕动减弱导致患者食欲缺乏、营养不良、脱水或便秘。

(3)循环、呼吸系统衰竭。

(4)感觉的改变:临终患者眼角分泌物增多,视觉模糊,听觉逐渐钝化,触觉也更不灵敏。

(5)疼痛。

2.心理特征

(1)渴望生存,期盼救护。

(2)哀伤:对于老年临终患者来说,即将离开人世,他们都会感到哀伤。而哀伤在年轻临终患者的身上则表现得更为突出,过早地面对死亡更加无可奈何。

(3)孤独与恐惧:虽说经过长时间的心理挣扎,已经逐步接受了即将死亡这一事实,但对于死亡的恐惧感仍是不可避免的,对于死后事情的未知会使患者产生孤独感。

由于即将面对亲人的永远离去,家人也会由于哀伤而显得束手无策。

**(三)护理人员对于临终患者的常见不当态度**

死亡是件恐怖、不详而又不可避免的事,它带给人哀伤、沉闷及痛苦,所以一般人听到“死”,总是避免谈论它。护理人员在医院中工作,接触临终患者是经常的事,护理人员同样也不愿面对,因而常出现一些不应有的典型行为。

(1)减少与患者接触的时间,甚至避免与患者交流。

(2)避免与患者谈论将来。

(3)保持忙忙碌碌。

(4)利用选择性听觉,只听自己想听的。

(5)不让自己与患者有更进一步的人际关系。

(6)不和患者讨论他的疾病。

护理人员的这些态度常影响护理工作的质量,对于提高临终患者的生活质量也起到负面作用。

**(四)临终患者的护理要点**

1.提供安全、舒适的生活条件

根据临终患者的生理特征,护士要给患者极大的关心,为患者提供干爽、空气流通好、清洁的生活环境。

2.控制生理症状

(1)为患者提供易于消化的食物,适当协助患者做肢体锻炼。

(2)根据患者的实际情况给予相应的治疗措施,如呼吸困难者给予吸氧。

(3)止痛:在患者无法忍受疼痛时,医护人员要想办法帮助止痛。

3.加强与临终患者的沟通,减少其心理上的不适

恰到好处地与临终患者沟通,减少其孤独、恐惧,让他们不消极地等待死亡的到来,而是到生命的最后都保持积极向上的生活态度。

**(五)临终患者的安乐死**

安乐死意为“无痛苦的幸福死亡”或“无痛苦致死术”。是指患者有不治之症、在危重临终状态时,由于精神与躯体的痛苦,在其本人及家属的要求下,经过医师认可,用人为的方法使患者在无痛苦的状态下度过临终阶段而终结生命的

全过程。

医务人员对待安乐死要持慎重态度,社会对安乐死的认识受风俗习惯、传统文化、文明程度等诸多因素的影响,在没有对安乐死进行立法前,不得随意执行安乐死。安乐死不只是一个医学问题,更是一个复杂的社会问题,临床护理人员应该深刻理解安乐死的意义。

对于临终患者要加以关怀和爱护,精心护理他们,满足他们的最后愿望,通过护理活动给予临终者家属安慰,使患者安心地、无痛苦地去世。

## 四、重视护理教育,培养专科护士

### (一)我国专科护理的现状

由于医疗分科越来越细,每一位医学专家的研究范围越来越小,而对此一极小范围的学问越钻越深,此时,护理领域也随之出现临床护理专家。专科护师不但要掌握基础护理的各项技能,还要熟悉所在专科的特殊护理要求,不同的专科护理对专科护师有不同的要求,如 ICU 的护士要能熟悉各种监护仪的使用,并且能够观察和分析所监测到的结果,骨髓移植监护室的护士则更强调患者接受移植后预防感染的护理。在同一个专科也有不同疾病的患者,这些都对临床专科护士的理论与实践水平提出了更高要求。

在党和国家的关怀下,护理教育正蒸蒸日上,目前我国护理教育的方向是发展专科教育,稳定本科教育,萎缩中专教育,扩大研究生教育,这一举措势必为临床护理输送更多、更优秀的护理人才,让他们在临床实践中逐步成长为专科护士。

### (二)临床专科护士的特点及优势

1.具有易被接受的表率作用

专科护士整洁的仪表,合适的体态,和蔼可亲及自然的表情,都使患者感到容易接受而产生亲近的感觉。

2.有很强的责任心

专科护士工作认真负责,敢于承担责任,取得患者的信任。

3.有移情和敏感的态度

能理解患者的心情,体贴患者,观察仔细,善于发现存在于患者身体上的各种问题。

4.有解决问题的能力

根据所发现的问题,作出正确决策,采取积极措施。

5.掌握建立在坚实基础知识上的技能

有牢固的基础知识，能正确解释工作中出现的各种情况，有熟练的护理操作技能，并能予以解释。

6.有沟通和教育的能力

能运用各种沟通技巧与患者进行交流，采取有效措施对患者及家属进行各种健康教育。

7.有主动性和进取心

有志于在护理专业领域中不断创新和拓展。

8.有独立学习的能力

在遇到专业护理方面的问题时，能自己设法寻找正确答案。

9.能正确进行自我评价

正确评价自己，发挥长处，改正缺点。

在医学领域分科越来越细的今天，护理的专科化也被提到日程上来。重视护理教育，培养专科护士，既适应了医学的发展，也为护理学迎接新的挑战打下了基础，成为现在临床护理学发展的趋势。

**(三)临床专科护理师的培养途径**

1.学校教育中的后期分流

护生在校学习早期，学习各门医学基础及临床护理课程，全面扎实的医学基础知识及社会学方面的知识，是一个优秀的临床专科护士的基础。学校教育的后期，根据护生的性格、兴趣与特长，进行专科教育，见习期间进行专科培养。

2.在职培养

护理是一门实用型的学科，光有理论知识而缺乏实践的经历是远远不够的，因而，在职培养是学校教育的继续和发展。在职培养中，一方面要有经验丰富的专科护士对新来护士进行帮助与指导；另一方面，专科护士还要根据所学的各专科知识，合理发展专科思想，积极积累经验，为将自己培养成优秀的专科护士打下基础，也为培养后来的临床护士做好准备。

3.研究生教育进一步深造

临床专科护士要对本专科的护理有独到见解，专科护理研究生的培养，将为临床专科护理输送高等的管理、科研及教育人才。

4.国际合作的联合培养

目前我国专科护理还处于相对落后的水平，加强国际合作，学习国际上专科护理的经验，结合我国临床实际，培养出符合中国国情的专科护士。

## 第二节 临床护理的一般原则

19 世纪以前，临床护理工作的原则是照顾患者生活，并无条件地服从医师的指挥，因而当时人们头脑中护士的形象是家人、仆人及修女。现在，护士的形象随着临床护理原则的改进而发生了变化，但以往的类似仆人、修女的形象，在社会上甚至护士自身心目中仍留有痕迹，这在很大程度上阻碍了护理专业的发展和护士地位的提高。作为护理人员，更进一步地了解临床护理的原则，从而将这些原则运用到临床实际工作中，将有利于护士自身素质的提高和护理学科的发展，同时也有利于提高护士的社会地位。

### 一、协助诊断、治疗

临床医学迅速发展的同时，新的诊断检查技术和治疗方法亦不断涌现。临床护理学必须适应医学发展的需要，这对临床护理学提出了新的挑战。

#### （一）了解诊断、治疗技术的新进展

1.诊断检查与病情监测方面的进展

多种内镜技术通过直接观察病变、摄像，进行脱落细胞或活组织检查，为早期诊断消化道、呼吸道疾病提供了有效方法。现代诊断技术如电子计算机断层扫描（CT）、磁共振成像（MRI）已广泛用于全身器官的检查。超声诊断技术日新月异，广泛用于许多软组织器官的实时断层显像和观察脏器的三维结构。彩色和频谱多普勒超声可对心血管系统和全身脏器进行血流动力学探测和研究。心脏监护仪的不断更新，可连续监测患者的血压、心率、心律、呼吸及氧分压等，而且可以设定报警范围，当某项指标超出设定范围时，监护仪会自动报警，从而可以协助早发现、早诊断、早治疗。

2.治疗技术方面的进展

急性心肌梗死患者的溶栓疗法已被广泛使用。人工心脏起搏、心脏电复律也在临床广泛开展。目前，我国使用的埋藏式自动起搏复律除颤器，可同时治疗缓慢、快速心律失常，并有除颤作用，可以有效地治疗病态窦房结综合征所致的快慢性心律失常。球囊心导管用以扩张狭窄的动脉及心脏瓣膜，经心导管的射频、激光消融术和支架置入术，可以帮助患严重冠状动脉狭窄及预激综合征的患

者获得有效治疗。

近年来采用联合化疗及骨髓移植已大大提高了白血病的疗效,使患者存活时间明显延长,甚至彻底治愈。脏器移植术在国内已经蓬勃开展起来。血液净化术使急慢性肾衰竭和某些中毒的患者获得了新生。

内镜不仅可作为检查手段,也广泛用于治疗,如止血、取结石等,并取得了满意效果。

临床护理人员必须学习新的诊断和治疗方法的基本原理和操作过程。积极与医师配合,制订出一套符合患者自身情况的检查与治疗前、中、后的完整护理计划。

### (二)了解接受诊断检查、治疗患者的心理反应

1.恐惧

诊疗仪器有的很小,有的却很庞大,这些或大或小的仪器对于医护人员来说很熟悉,但对于患者而言则是恐怖的世界,常导致患者恐惧不安。检查过程中,医护人员戴着口罩,表情很严肃,这在很大程度上增加了患者的恐惧感。

2.焦虑

当患者接受检查治疗时,由于面对的是未知的事物,在内心深处往往有极强烈的不安。若医护人员在诊疗过程中有表情的变化或言语的踌躇,都会加重患者的担心,在诊疗过程中对于诊断结果患者会表现出焦虑。

3.预感性悲哀

一般患者都认为,简单的病只要医师看看就行了,只有复杂的疾病或难以治疗的疾病才会借助机器。因而在机器面前,患者会以为自己已经病入膏肓、不可救药了,从而产生预感性悲哀。

4.疼痛

目前许多的诊断、治疗性措施都是创伤性的,这在很大程度上带给了患者身体上的伤害,一则产生疼痛,二则有日后感染的危险。

### (三)诊疗过程中护士的职责

1.诊疗内容的说明

要求护士本身对于检查的目的、检查前要做的准备、检查的时间、疼痛情况,以及检查中可能有的感觉有充分了解,然后才能根据患者的要求予以详细说明,并教会患者如何应对检查过程中的不适。

2.患者的指导

(1)有时间限制的检查:如患者晨起空腹抽血、晨起留尿等,首先要告诉患者

该怎样做，再根据患者的要求告之为什么那样做。

(2)标本容器的使用方法及留取标本的方法：如当患者留痰液做细菌培养时，应告诉患者怎样使用容器及如何留到有效的痰液。

(3)有饮食限制的检查：有许多检查都必须在禁食以后才能进行，如空腹血糖、肝功能、B超等，因而在检查前8～10小时一定要患者禁食，以免影响检查的结果。

(4)检查所需药物的使用方法：有些检查必须有药物协助，如施行胃肠道造影时，应指导钡餐的服用法，而且也应告诉患者，检查后应多喝水，以促使钡剂尽快排出体外，预防便秘的发生。

(5)其他动作的指导：如做腹部触诊时，需要患者腹式呼吸或屏气的配合，因而要指导患者以取得合作。

(6)协助患者对检查治疗器械熟悉与了解，以减轻其陌生、恐惧感。

(7)指导患者在接受诊疗时保持乐观、轻松的情绪，并指导患者如何缓解诊疗所带来的不适，如给患者插胃管时，患者感到恶心，可嘱其深呼吸以减轻恶心感。

3.准备检查治疗所需的用物

包括诊疗全过程中所需要的器械、药物。

4.准备并保护患者

(1)为患者准备恰当的诊疗环境，如接受一般性的诊断与治疗可在病床上进行，但如涉及患者隐私部位时，则应安排单独的环境，依检查部位准备适当的检查姿势。

(2)如果男医师检查女患者，护士可依患者要求站在旁边协助，以使患者有安全感。

(3)如果时间允许的话，协助患者以最好的状态接受诊断与治疗。

5.临时事故的预防和处理

在许多检查与治疗过程中，由于用药的关系可能会发生变态反应。此外，各种创伤性检查与治疗在其过程中或之后有可能发生出血、休克等危险，应密切观察患者的反应以便采取紧急措施。

**(四)对于拒绝接受检查或治疗患者的护理**

这类患者，其在接受检查或治疗时的恐惧感尤为突出，或者是对检查、治疗的结果感到绝望，也或者是对于医疗费用的担心，总之，他们在检查时畏缩不前，甚至拒绝。对于这类患者，护士应给予更多、更周全、更耐心的解释与说明，给予心理上的支持，以取得他们的配合。

#### （五）协助检查和治疗时与其他专业人员的合作

协助检查与治疗关系到护士与医务人员之间的合作，这种合作过程中，护士不仅要在用药、器械等方面予以协助，还要与其他医务人员一起共同创造一个和谐的检查、治疗氛围，以减轻患者的心理压力。

了解接受诊断与治疗的患者的心理，不断提高自身对于检查与治疗的认识程度，并提高自己的治疗技能，以积极协助患者检查和治疗，是对临床护士的更高要求，也是临床护理的一般原则。

### 二、评估及满足患者的基本需要

所有的人都必须满足一些基本的需要，包括生理的、心理的及社会的需要，才能维持生命，患者也有其不同的需要。因而，评估及满足患者的基本需要，是维持患者生命、促进其康复的基本条件之一，也是当代临床护理的一般原则。

#### （一）关于马斯洛的人类基本需要层次论

马斯洛理论认为，人的需要共有 5 个层次。

1.生理的需要

包括食物、空气、水、温度、阳光、排泄、休息、避免疼痛等。

2.安全的需要

包括安全、保障、受到保护、没有焦虑和恐惧。

3.爱与归属的需要

即爱、被爱和有所属的需要。

4.尊敬的需要

包括受到别人尊敬和自尊的需要。

5.自我实现的需要

指个人的潜能和能力得到充分发挥的过程。

#### （二）马斯洛理论对于临床护理的意义

当一个人的大部分需要都能得到满足时，就能保持平衡的状态，而当基本需要得不到满足时，就会导致失衡，甚至疾病。护理的领域也就是满足患者的各种需要，因而马斯洛理论在临床护理中得到了广泛应用。

(1)帮助护士识别患者未满足的需要，这些未满足的需要就是需要进行帮助和解决的护理问题。

(2)帮助护士更好地领悟和理解患者的言行,如有的患者希望别人称呼其职位,这是一种尊敬与自尊的需要。

(3)帮助护士预测患者尚未表达的需要或可能出现的问题,从而使护士采取相应的措施,以达到预防的目的。

(4)帮助护士识别问题的轻重缓急,以便在制订护理计划时排列先后顺序。

(5)帮助护士采取行之有效的措施来满足患者的需要,促进患者的康复。

(6)作为护理评价的依据。

**(三)患者的基本需要**

一个人在健康状态下,其需要可由自己来满足,但在患病时就有许多需要不能满足,影响需要满足的因素有生理状况、情绪、智力、环境、社会、个人信念、文化因素等。当患者自身的需要未得到满足时,就需要护士的照顾,包括:明确患者有哪些需要未满足,提出护理问题;了解这些问题对患者所造成的影响;制定和执行一些护理措施,帮助患者满足需要以恢复健康。患者可能出现的未满足的需要有以下几条。

1.生理的需要

(1)氧:缺氧,呼吸道阻塞。

(2)水:脱水,水肿,水、电解质及酸碱平衡失调。

(3)营养:肥胖,消瘦,各种营养缺乏症及不同疾病(如糖尿病、高血压)的饮食需要。

(4)体温:过高、过低或失调。

(5)排泄:便秘,腹泻,尿崩,少尿或无尿及大小便失禁等。

(6)休息与睡眠:过于疲劳及各种睡眠形态紊乱(如嗜睡、入睡困难等)。

(7)避免疼痛:包括疾病所致的疼痛及各种医疗手段所致的疼痛。

2.安全的需要

包括要帮助患者避免身体上的伤害及心理上的威胁,首先要求建立良好的护患关系,以取得患者对护士的信任,其次要注意防止意外事故的发生,如地板过滑、床无护栏等,再者要鼓励患者增强对治疗和康复的信心。

3.爱与归属的需要

这种需要不仅只是爱情,更是亲密和归属感,在患病的时候,这种需要更加强烈。一般说来,患者在情感上比较脆弱,更希望得到亲人、朋友及周围人们亲切的关怀和理解,虽说护理人员能够在生理需要上提供全面的帮助,但在感情上不能完全替代家属,因而适当允许亲友探视,可让患者得到心理上的安慰。患者只有在安全感和归属感得到满足后，才能真正地接受护理与照顾。

4.自尊与被尊敬的需要

在爱与归属感得到满足的同时，患者就会感到被尊敬和重视。患病会影响患者的自尊，患者会觉得因为有病而失去自身的价值或成为他人的负担。因而，护士应帮助患者确信自己是重要的，是被接受的。尊重患者的隐私及理解患者的个性，都能有效地增加患者的自尊感与被尊敬感。

5.自我实现的需要

疾病常严重影响人们发挥能力，特别是在丧失一些能力时，自我实现的需要在不同的患者中有很大的差异。护士的职责是切实保证低层次需要的满足，使患者意识到自己还有能力并能加强学习，为自我实现创造条件。

**（四）护士如何帮助患者满足基本需要**

根据奥瑞姆自理模式理论，依据患者的不同情况予以不同方面的满足。

（1）对暂时或永久需要依赖护理者的患者，护士应对其生理和心理需要进行帮助，如吸出痰液以保持呼吸道通畅，静脉输液维持水、电解质、酸碱及营养平衡。

（2）协助患者做到独立，尽可能由他们自己满足自己的需要，如帮助患者康复，即协助患者发挥最大的潜能以满足其自身生活的需求。

（3）通过教育的方法预防潜在的、可能发生的基本需要得不到满足的问题的发生。

所有的人都有共同的基本需要，但每一个人都是不同的个体，因而对各种需要的要求也因人而异。故此我们的护理工作不能千篇一律，而应根据不同的患者，评估其独特的需要和问题，从而针对具体情况采取不同措施，以达到满足患者基本需要的目标。

## 三、预防并发症

许多疾病在其诊断和治疗的过程中，或者由于疾病本身的发展，常会衍生出许多其他的并发症，如糖尿病患者可能并发酮症酸中毒、心血管病变、肾脏病变、眼部病变或神经病变。并发症的发生都有或长或短的过程，也有直接或间接的诱发因素。在护理过程中，护理人员加强对患者病情变化的警觉性，密切观察是否有异常情况发生，并在发现异常时做出紧急处理，对于预防并发症将起到决定性的作用。

### （一）了解疾病及常见的并发症

由于每一种器官系统的疾病所并发的疾病会有较大的差异，而且由于个体的差异，同一种疾病可能会在不同的人身上出现不同的并发症，因而，预防并发症也就要求护士对于每一种疾病及其可能发生的并发症有较详尽的了解，这样在观察护理患者的过程中才能有针对性，而不是盲目的、不知所措的。

因此，对护士提出了更高的要求，临床护士不仅要执行医嘱，还要能主动了解病情的动态发展。

### （二）加强警觉、密切观察病情变化

在临床中，与患者接触最多的是护士，进行治疗、护理、健康教育，护士始终都与患者在一起，当为患者进行护理时，不仅是手动、脚动，更重要的还要眼动、心动。不但要观察患者身体上的变化，还要观察其心理状态的变化，这样才能观测到治疗护理的效果，同时发现治疗、护理中的疏漏之处。发现异常情况要积极思考，这样护理工作才会变得主动和更有意义，而不能对异常情况听之任之，任其发展。

因而，这就要求临床护理工作者加强对病房的巡视，密切观察每一位患者的病情变化，时时刻刻保持警觉性，做到有异常情况能早发现、早诊断、早治疗。

### （三）采取措施，切实预防并发症

发现患者的异常情况，根据观察所得出的结论，采取切实有效的措施，防止并发症的发生，从而帮助患者战胜疾病、恢复健康，是医务工作者的最终目的。

有些并发症是通过护理手段就能预防的，如长期卧床的患者有可能发生压疮，压疮的发生会导致患者身心的痛苦及经济负担的加重。预防压疮的发生是一项重要的任务，它由护理工作来完成，有更多的并发症是需要与医师配合共同来预防的。这就包括了对原发病的治疗和对出现异常情况时的医疗处理，但无论哪种情况都需要护士去执行，执行的结果直接影响着并发症的情况。

在预防并发症的过程中，护士起着积极、主动的作用，积极预防并发症的发生是三级预防的重点，它成为现代临床护理的一大原则，同时也对临床护士提出了更高的要求。要做好预防并发症的工作，不仅要求护士有扎实的医学知识，而且要求护士有责任心、洞察力及判断力。

## 四、促进康复

康复是综合协调地应用各种措施，以减少病伤残者身心功能障碍，使病伤残

者能重返社会。康复针对病伤残者的功能障碍，以提高功能水平为主线，以整体的人为对象，以提高生活质量和最终回归社会为目标。护士作为促进康复者，对康复过程的参与将在很大程度上影响康复的结果。

### （一）接受治疗患者的特点

康复医学的主要对象是由于损伤与急、慢性疾病和老龄带来的功能障碍者，以及先天发育障碍的残疾者。

1.生理特点

根据疾病对个体赖以生存的主要能力的影响，可将接受康复治疗的主要对象划分为3类。

(1)残损：指生理或解剖结构上或功能上的任何丧失或异常，是生物器官系统水平上的残疾。

(2)残疾：由于残损使能力受限或缺乏，以致不能按正常的方式和范围进行活动，是个体水平上的残疾。

(3)残障：由于残损或残疾限制或阻碍一个人完成正常情况下(按年龄、性别、社会和文化因素等)应能完成的社会作用，是社会水平的残疾。

无论是这3类残疾中的哪一类，患者在其生理上都会有器官结构和功能的丧失或异常，或在语言、听力、视力方面出现异常或丧失，或是骨骼、肌肉、内脏的损坏，或是畸形。种种异常或妨碍了患者与他人的交流，或影响患者自身的活动，从而影响了患者适应社会和独立自主，进而在心理上给患者带来很大的压力。

2.心理特点

(1)功能障碍性悲哀：由健康到疾病到留下后遗症需要康复治疗，是一个或长或短的过程，当患者的功能发生障碍时，将出现功能障碍性悲哀。

(2)自我形象紊乱：个人对自我形象的认识受到干扰。

(3)无能为力：个人感到自己的行动将无法对结果产生重要影响，对当时的情境或即将发生的事情感到缺乏控制能力。

(4)绝望：个人认为选择机会受限或没有选择余地，以及不能发挥自己的力量以达到目标。

### （二）康复患者的护理

美国医院协会曾对临床医疗中的康复介入过程列成一图，其中强调了护理对于促进康复的作用。护理贯穿在疾病的全过程，急性期采用的是治疗护理手段，康复期除治疗护理手段外，护士还采用与日常生活活动有密切联系的运动治疗、作业治疗的方法，以及帮助患者生活自理的护理方法。如在病房中为防止肌肉萎缩和关节僵直而对患者进行被动运动、按摩；在病房中训练，患者利用自助工具进食、穿衣、梳饰、排泄等。

1.心理支持

患者因为器官或功能的异常，常担心自己成为家庭和社会的拖累，故产生悲观、焦虑、抑郁及厌倦等不良心理反应，部分患者产生依赖医护人员的帮助和其家属的照料的强化心理。为此，应为患者制订治疗方案及预后的指导，帮助其树立耐心和自立、自强的信心，督促患者主动参与诊疗和护理。帮助患者排除不利于康复的因素及有意识地学会调节自己的情绪，如鼓励患者工作之余参加一定的社交和娱乐活动，保持积极乐观的情绪，视身体状况适当地自理和料理家务，指导患者家属关心、体贴、爱护和照顾他们，建立和睦的家庭关系，以促进良好心境，积极完成治疗和自理，最终回归社会。

2.指导患者服药

许多患者在接受康复药疗时需要服药以控制病情的发展，护士应指导患者熟悉各种药物的性质、使用目的及不良反应，教会患者掌握所用药物的维持剂量、应用方法和时间，体验药效及观察轻微的不良反应。

3.指导和帮助患者坚持康复运动

运动疗法是治疗和预防的手段，不仅能对许多疾病起治疗作用，而且能防止一些疾病可能发生的并发症或不良后果，还能增强全身的体力和抗病能力，是广为使用的康复治疗手段。有一部分是患者的自我治疗，但要有护士的指导与评价，护士还可通过被动运动及按摩等治疗患病局部，同时也对全身脏器产生积极影响。

4.协助康复医师进行其他康复治疗

除运动疗法外，康复治疗还包括物理疗法(电疗、光疗、超声波疗、磁疗、水疗等)、作业疗法、言语矫治、心理治疗等多种疗法。这种种治疗都离不开护士的合作，有效的合作可以为患者创造一个良好的治疗环境，促进患者进一步恢复健康。

5.鼓励并指导患者带残自立

协助鼓励患者进行康复治疗，增强其战胜残疾的信心，可以帮助残疾人获得其独特的健康，不仅有利于残疾人的身心健康，也为社会积累了一大笔物质和精神财富。

伤残并不可怕，可怕的是一个人的意志丧失，在临床护理工作中，把人当作一个整体的人，在身体上、心理上、社会上、职业上帮助伤残患者调整提高，使患者恢复到尽可能高的水平，加强对这类人群的健康教育，帮助他们学会带着残疾生活在家庭、工作和社会中，也是临床护理的一般原则。

对住院患者，根据其一般情况，评估其基本需要是否获得满足，对基本需要未获得满足的患者，应设法协助其满足，对需要康复者则提供身心各方面的协助，使他们回到家庭与社会。临床护理涉及的范围很广，护士应了解其意义，认识到未来的发展趋势，努力充实自己，以协助患者接受各种诊断、检查和治疗，并预防并发症的发生。

# 第二章
# 临床护理技术

## 第一节　气管插管护理

### 一、概述

气管插管是指将特制的气管导管，通过口腔或鼻腔插入患者气管内，能迅速解除上呼吸道梗阻，进行有效的机械通气，为气道通畅、通气供氧、呼吸道吸引和防止误吸等提供最佳条件，是一种气管内麻醉和抢救患者的技术。

### 二、病情观察与评估

(1)监测生命体征，观察呼吸频率、呼吸动度及血氧饱和度变化。

(2)观察患者意识、面色、口唇及甲床有无发绀。

(3)评估有无喉头水肿，气道急性炎症等插管禁忌证。

(4)评估年龄、体重，选择与患者匹配的气管导管型号。

(5)评估患者有无因躁动导致意外拔管的危险。

### 三、护理措施

#### (一)插管前准备

1.抢救药品

盐酸肾上腺素、阿托品、镇静剂(常用丙泊酚)等。

2.用物准备

合适型号的导管、喉镜、牙垫、连接好管道的呼吸机、氧气设备、吸痰器、简易呼吸器等。

3.抢救人员

符合资质的医师至少1名、护士2名。

### (二)插管时的护理配合

(1)评估患者意识、耐受程度;约束四肢,避免抓扯;遵医嘱使用镇静剂。

(2)判断插管成功的指标:呼气时导管口有气流,人工辅助通气时胸廓对称起伏,能闻及双肺呼吸音。

(3)妥善固定导管:选择适当牙垫或气管导管固定器固定导管。

(4)监测气囊压力:维持压力25～30 $cmH_2O$ 为宜,避免误吸或气管黏膜的损伤。

### (三)插管后护理

(1)体位:床头抬高15°～30°,保持患者头后仰,减轻气管插管对咽、喉的压迫。

(2)每班观察、记录插管长度并交接,成人经口(22±2)cm,儿童为(12+年龄÷2)cm,经鼻插管时增加2 cm。

(3)保持呼吸道通畅,按需吸痰,观察痰液颜色、量及黏稠度。痰液黏稠者持续气道湿化或遵医嘱雾化吸入。

(4)口腔护理:经口气管插管口腔护理由2人配合进行,1人固定气管插管,1人做口腔护理。口腔护理前吸净插管内及口鼻腔分泌物。

(5)防止非计划拔管:遵医嘱适当约束和镇静。使用呼吸机的患者更换体位时,专人负责管路固定,避免气管插管过度牵拉移位发生脱管。

### (四)拔管护理

拔管前吸净口腔及气道内分泌物,气囊放气后拔管。密切观察患者呼吸频率、呼吸动度及氧饱和度。

## 四、健康指导

(1)告知患者及家属气管插管的目的及配合要点。

(2)告知家属行保护性约束的目的及意义。

(3)指导并鼓励患者进行有效咳嗽,做深呼吸,及早拔管。

(4)指导患者在插管期间通过写字板、图片、宣教卡等方式进行有效沟通。

# 第二节　气管切开套管护理

## 一、概述

气管切开术是临床常用的急救手术之一，方法是在颈部切开皮肤及气管，将套管插入气管，以迅速解除呼吸道梗阻或下呼吸道分泌物潴留所致的呼吸困难。可经套管吸痰、给氧、进行人工通气，从而改善患者呼吸及氧合。

## 二、病情观察与评估

(1)监测生命体征，观察呼吸频率、呼吸动度及血氧饱和度情况。

(2)观察患者意识、面色、口唇及甲床有无发绀。

(3)评估气管套管位置、颈带松紧度、气囊压力。

(4)评估患者有无因躁动导致意外拔管的危险。

## 三、护理措施

### (一)术前准备

(1)药品准备：利多卡因、盐酸肾上腺素、阿托品。

(2)用物准备：合适型号的导管、氧气设备、吸痰器、简易呼吸器等。

(3)抢救人员：符合资质的医师至少 1 名、护士 2 名。

### (二)术中护理配合

(1)体位：去枕平卧，肩部垫软枕，使头部正中后仰，保持颈部过伸。

(2)气管前壁暴露后，协助医师拔除经口或鼻的气管插管。

(3)密切观察患者面色、口唇及肢端颜色、血氧饱和度。

### (三)术后护理

(1)体位：床头抬高 30°～45°。

(2)妥善固定：系带牢固固定气管切开套管，松紧度以能伸进系带一小指为宜，防止套管脱出。

(3)保持气道通畅：按需吸痰，观察痰液颜色、量、黏稠度，导管口覆盖双层湿润无菌纱布。痰液黏稠时给予雾化吸入或持续气道湿化。

(4)切口护理：观察切口有无渗血、发红，切口及周围皮肤用 0.5%碘伏或

2%氯己定消毒,每天2次,无菌开口纱布或高吸收性敷料保护切口,保持敷料清洁干燥。

(5)内套管护理:金属气管内套管每天清洁消毒2次,清洁消毒顺序为清水洗净—碘伏浸泡30分钟或煮沸消毒—0.9%氯化钠注射液冲洗。

(6)口腔护理:2~6小时1次,保持口腔清洁无异味。

(7)并发症观察:观察气管切口周围有无肿胀,出现皮下捻发音,可用头皮针穿刺皮下排气,嘱患者勿用力咳嗽,以免加重皮下气肿。

(8)心理护理:患者经气管切开后不能发音,指导患者采用手势、写字板、图片、文字宣教卡等方式进行沟通,满足其需求。

#### (四)拔管

首先试堵管,第一天封住1/3,第二天封住1/2,第三天全堵。堵管期间,严密观察呼吸变化,如堵管24~48小时后呼吸平稳、发音好、咳嗽排痰功能佳可考虑拔管。拔管后密切观察患者呼吸及氧饱和度变化。

### 四、健康指导

(1)告知患者及家属气管切开的目的及配合要点。

(2)指导并鼓励患者进行深呼吸及有效咳嗽排痰。

(3)教会患者有效的沟通方法。

## 第三节　心包、纵隔引流管护理

### 一、概述

心包、纵隔引流管为心脏或纵隔术后放置于心包或纵隔内的引流管,目的是通过放置的引流管排除心包或纵隔内渗血、渗液,并通过观察其引流液量、颜色、性质,评估和判断术后有无出血,预防心包填塞。

### 二、病情观察与评估

(1)监测生命体征,观察有无心率、呼吸增快。

(2)观察伤口有无渗血、渗液。

(3)评估有无因躁动导致非计划拔管的风险。

## 三、护理措施

### (一)体位

患者取半卧位,以利呼吸和引流。

### (二)保持有效引流

(1)妥善固定引流管:翻身及活动时防止受压、打折、扭曲、脱出。定时挤压,保持引流管通畅。

(2)保持引流系统密闭:管道衔接处连接紧密,避免脱落。

(3)低负压吸引:需持续低负压吸引者,调节并随时观察负压大小,保证有效负压吸引。

### (三)出血观察

观察记录引流液的量、颜色、性质,术后每小时引流量>200 mL 持续3 小时以上、颜色鲜红,提示有活动性出血的可能,协助医师处理。

### (四)心包填塞观察护理

警惕心包填塞的早期征象,如原有引流量偏多、有凝血块,突然减少或无,挤压引流管无液体引出且伴有心率增快、血压下降、中心静脉压增高,应考虑有心包填塞的可能,及时明确诊断并处理。

### (五)预防感染

(1)伤口护理:保持伤口敷料清洁、干燥,按需换药。

(2)防止引流液反流:保持引流瓶低于引流管胸腔出口平面 60 cm,不可倒转。

(3)引流管更换:长期安置心包、纵隔引流管者,每周更换引流瓶一次。更换时用止血钳夹闭引流管近心端,严格无菌操作。

(4)肺功能锻炼:指导患者进行呼吸功能锻炼,如深呼吸、有效咳嗽排痰、吹气球、正确使用呼吸训练器,预防肺不张或肺部感染。

### (六)意外拔管处理

用无菌纱布覆盖伤口,告知医师,协助重新置管或换药。

### (七)拔管护理

一般术后 48~72 小时,引流量明显减少,<50 mL/d,颜色变淡,即可拔除引流管,拔管时密切观察生命体征变化。

### 四、健康指导

(1)告知患者和家属留置引流管的重要性及注意事项,取得配合。

(2)指导患者适当活动,保护导管,防止意外脱管。

(3)如需约束的患者,告知家属约束的目的,取得理解与配合。

## 第四节　脑室引流管护理

### 一、概述

脑室引流是指经过颅骨钻孔或椎孔穿刺侧脑室,将带有数个侧孔的引流管前端置于脑室内,末端外接无菌引流袋,将脑脊液引流至体外,以解除脑脊液循环梗阻,降低颅内压力,缓解脑疝症状。

### 二、病情观察与评估

(1)监测生命体征,观察有无体温升高。

(2)观察患者有无意识、瞳孔变化。

(3)评估患者有无因意识障碍、躁动导致非计划拔管的风险。

### 三、护理措施

#### (一)妥善固定引流管

(1)引流管应在高于侧脑室 10～15 cm 的水平悬挂固定,以维持正常颅内压。侧卧时以正中矢状面为基线,平卧时以耳屏为基线。

(2)导管缝线固定,再予导管固定装置固定。

(3)限制头部活动范围,翻身或操作时应注意避免牵拉引流管。

(4)对烦躁不安的患者,适当镇静或约束,以免引流管被拔除。

#### (二)保持引流通畅

引流管不可折叠、扭曲、受压。若引流管内不断有脑脊液流出,且液面随患者呼吸、脉搏等上下波动,证明引流通畅。

#### (三)严密观察

(1)严密观察脑脊液引流速度、颜色、性质及量。早期应特别注意引流速度,切忌引流过速过多,引流量每天不超过 500 mL。

(2)正常脑脊液清亮、无色透明,术后 1~2 天引流呈淡血性,以后逐渐转为橙黄色。

(3)脑脊液颜色变浓或引流出血性脑脊液,提示脑室内有出血。及时告知医师,协助处理。

**(四)感染预防**

(1)保持伤口及引流管接口处敷料清洁干燥,发现潮湿污染立即更换。

(2)更换引流袋时严格无菌技术操作,防止脑脊液逆流。

(3)若脑脊液颜色由清亮变浑浊,伴有体温升高,提示颅内感染,遵医嘱予以对症支持治疗。

(4)每天评估是否可以拔管,一般留置时间为 3~4 天,不超过 7 天。病情许可时尽早拔管。

**(五)拔管**

拔管前 1 天,试行夹闭引流管,观察患者若无头痛、呕吐等颅内压升高症状,即可拔管。若患者出现头痛、呕吐等颅内压增高症状时,应立即开放夹闭的引流管或放低引流袋并通知医师。

### 四、健康指导

(1)告知患者及家属脑室引流的目的,使其积极配合治疗。

(2)告知患者出现头痛、呕吐等颅内压增高的表现及时就医。

## 第五节 腰大池引流管护理

### 一、概述

腰大池引流管是指在第 3~4 腰椎或第 4~5 腰椎体间,用腰穿针经腰椎间隙刺入椎管内,将直径1 mm的引流管放入腰椎管蛛网膜下腔内,外端接无菌引流袋或引流瓶,达到可持续引流脑脊液的目的。

### 二、病情观察与评估

(1)监测生命体征,观察有无体温升高、脉搏增快等感染表现。

(2)观察患者有无意识、瞳孔变化。

(3)观察有无头痛、呕吐等症状或原有头痛程度是否减轻。

(4)观察穿刺点有无红肿、脑脊液有无渗出。

(5)评估有无因躁动导致非计划拔管的风险。

## 三、护理措施

### (一)体位

严格卧床休息。置管初期去枕平卧6小时后床头抬高15°～30°。

### (二)妥善固定

引流管沿脊柱侧向头部方向延长固定于肩部。

### (三)保持引流通畅

(1)观察脑脊液引流速度、颜色、性质及量:脑脊液引流一般以10～15 mL/h为宜。正常脑脊液为无色透明液体。

(2)引流袋低于穿刺部位,使用有调节器的引流装置进行速度控制,每天引流量不超过300 mL。

(3)变换体位时确认管道无扭曲、受压、闭塞、脱落。

### (四)并发症预防处理

1.颅内感染

搬动或转运患者时夹闭引流管,避免脑脊液逆流。更换引流袋、测颅内压、椎管内注射药物时严格执行无菌操作。脑脊液若变浑浊、有沉淀物,伴有体温、白细胞计数升高,提示颅内感染,协助医师对症支持治疗。

2.颅内低压

控制引流速度,保持匀速引流,每天引流量<300 mL,避免脑脊液引流过快过多引起颅内低压。

3.蛛网膜下腔出血

当脑脊液为血性时,警惕有蛛网膜下腔出血,应及时告知医师协助处理。

### (五)拔管

脑脊液色泽清亮,蛋白含量下降,细胞计数减少,脑脊液漏停止,及时拔除引流管。

## 四、健康指导

(1)告知患者及家属引流的目的,使其积极配合治疗。

(2)指导患者正确翻身,避免牵拉引流管。

(3)指导患者进食富含维生素、纤维素、易消化饮食。

(4)保持大便通畅,便秘者及时应用润肠剂,或遵医嘱使用缓泻剂。

# 第三章
# 心内科护理

## 第一节　原发性高血压

### 一、概述

高血压(hypertension,HT)是一种以体循环动脉收缩期和/或舒张期血压持续升高为主要特点的全身性疾病,又称为高血压病。高血压病是心脑血管疾病的重要病因和危险因素。迄今仍是心血管疾病死亡的主要原因之一。

高血压患病率和发病率在不同国家、地区或种族之间有差别,工业化国家较发展中国家高,美国黑种人约为白种人的2倍。高血压患病率、发病率及血压水平随年龄增加而升高,高血压在老年人较为常见,尤以收缩压性高血压多见。我国流行病学调查显示,高血压患病率呈明显上升趋势,北方高于南方,沿海高于内地,城市高于农村。青年期男性高于女性,中年后女性略高于男性。

高血压的标准是根据临床及流行病学资料人为界定的。2010年《中国高血压防治指南》推荐高血压的定义为在未服用抗高血压药物的情况下,非同日3次测量,收缩压≥18.7 kPa(140 mmHg)和/或舒张压≥12.0 kPa(90 mmHg),可诊断为高血压。高血压可分为原发性高血压(高血压病)和继发性高血压(症状性高血压)两大类。其中原发性高血压占高血压的90%以上。

### 二、病因及发病机制

原发性高血压是一种原因不明,以血压增高为主要临床表现的综合征。目前认为原发性高血压是在一定的遗传背景下由多种后天环境因素作用,使正常血压调节机制失代偿所致。一般认为遗传因素占40%,环境因素约占60%。

### (一)遗传因素

原发性高血压有明显的家族聚集性。双亲均有高血压,子女的发病概率高达46%,约60%高血压患者有家族史。提示其有遗传学基础或伴有遗传生化异常。

### (二)环境因素

1.饮食

流行病学和临床观察均显示食盐摄入量与高血压的发生和血压水平呈正相关,饮食中摄入食盐越多,血压水平越高。而低钾、低钙、低动物蛋白的膳食更加重了钠对血压的不良影响。

2.精神应激

长期精神紧张、压力、焦虑或长期环境噪声、视觉刺激下也可引起高血压。

3.其他因素

肥胖、服避孕药也与高血压的发生有关,肥胖是血压升高的重要危险因素,一般采用体质指数(BMI)来衡量肥胖程度,即体重(kg)/身高$(m)^2$(20～24为正常范围)。约1/3的高血压患者有不同程度的肥胖。服避孕药的妇女血压升高发生率及程度与服用时间长短有关,口服避孕药引起的高血压一般为轻度,并且可逆转。另外,阻塞性睡眠呼吸暂停综合征(OS-AS)亦与高血压有关,50%的OS-AS患者有高血压。

## 三、临床表现

### (一)症状

根据病情进展的缓急及病程的长短,原发性高血压可分为缓进型(良性)和急进型(恶性)。缓进型高血压通常起病缓慢,病程长,早期多无症状,可于查体时发现血压升高,少数患者则在发生心、脑、肾等并发症时才被发现。患者可有头晕、头痛、颈项板紧、疲劳、心悸、眼花、耳鸣等症状,也可出现视物模糊、鼻出血等较重症状。急进型高血压一般起病较急骤,也可发病前有病程不一的缓进型高血压,典型表现为血压显著升高,舒张压多持续在17.3～18.7 kPa(130～140 mmHg)或更高。危急状态的高血压包括恶性或急进型高血压、高血压危象、高血压脑病、心力衰竭、慢性肾衰竭、主动脉夹层、脑血管病(如脑出血、脑血栓形成和短暂性脑缺血发作)等。

当高血压病情发展到中、晚期的时候,血压增高可趋向稳定在一定范围内,尤其以舒张压增高更为明显。由于全身细小动脉长期反复痉挛以及脂类物质在管壁沉着引起管壁硬化,可造成心、脑、肾等重要脏器的缺血性病变,由于这些脏器损害及代偿功能的程度不同,除以上早期的一般症状外,还可出现如下一个或多个脏器相应的临床表现。

1.心脏

血压长期升高,左心室出现代偿性肥厚,当此种高血压性心脏病进一步发展时,可导致左心功能不全,继而出现右心室肥厚和右心功能不全。

2.肾脏

主要因为肾小动脉硬化,使肾功能逐渐减退,出现多尿、夜尿,尿检时可有少量红细胞、管型、蛋白,尿比重降低。随着病情的不断发展,最终还可导致肾衰竭,而出现氮质血症或尿毒症。

3.脑

脑血管硬化或间歇性痉挛时,常导致脑组织缺血、缺氧,产生不同程度的头痛、头晕、眼花、肢体麻木或暂时性失语、瘫痪等症状。脑血管在以上的病理基础上,可进一步发展而引起脑卒中,其中以脑出血及脑动脉血栓形成最常见。

4.眼底

在早期可见眼底视网膜细小动脉痉挛或轻、中度硬化,到晚期可见有出血及渗出物,视盘水肿。

原发性高血压的主要并发症有高血压危象、高血压脑病、脑血管病、高血压心脏病与心力衰竭、慢性肾衰竭和主动脉夹层。少数原发性高血压患者病情急骤发展,舒张压持续≥17.3 kPa(130 mmHg),并有头痛、视物模糊、眼底出血和乳头水肿,肾脏损害突出,持续蛋白尿、血尿与管型尿。病情进展迅速,如不及时有效降压治疗,预后很差,常死于肾衰竭、脑卒中或心力衰竭。病理上以肾小动脉纤维样坏死为特征,发病机制尚不清楚。

### (二)体征

血压随季节、昼夜、情绪等因素有较大波动。冬季血压较高,夏季较低;血压有明显昼夜波动,一般夜间血压较低,清晨起床活动后血压迅速升高,形成清晨血压高峰。患者在家中的自测血压值往往低于在医院所测的血压值。心脏听诊时可有主动脉瓣区第二心音亢进、收缩期杂音或收缩早期喀喇音。高血压后期的临床表现常与心、脑、肾损害程度有关。

### (三)并发症

常见并发症有高血压危象、高血压脑病、脑血管病、心力衰竭、慢性肾衰竭、主动脉夹层等。

## 四、实验室及辅助检查

### (一)查体

除正确的血压测量外,要全面检查心、肺,计算体质指数;听诊颈动脉、腹主动脉、肾动脉和股动脉有无杂音;触诊甲状腺及腹部,对后者注意有无肿大的肾脏、包块或异常的腹主动脉搏动,触诊下肢有无水肿和动脉搏动异常;此外,还应进行神经系统和眼底的检查。

根据偶测几次血压决定是否是高血压,是非常不全面也是不科学的。而24小时动态血压能测量人体昼夜不同时间内的血压。需要注意的是,睡眠质量也可以影响昼夜节律,因此某些学者建议:夜间血压应该指患者生活日志上记录有正常睡眠情况下的夜间平均血压值。通过以上资料显示,正常血压在夜间2:00～3:00时处于最低谷,凌晨血压急骤上升,白昼基本上处于相对较高水平,多数人有双峰(8:00～9:00和16:00～18:00),18:00以后血压呈缓慢下降趋势。高血压病患者血压昼夜波动曲线也相类似,但整体水平较高,波动幅度增大。

### (二)实验室检查

血、尿常规,血脂如总胆固醇(TC)、三酰甘油(TG)、高密度和低密度脂蛋白胆固醇(HDL-C及LDL-C),血糖(肥胖患者还应查餐后2小时血糖),肾功能(血肌酐、尿素氮),血尿酸和电解质(钾、钠、氯、钙),以及心电图。必要时,可行心三维X线检查和多普勒超声心动图检查。

## 五、诊断及鉴别诊断

### (一)诊断

高血压病诊断主要根据诊所测量的血压值,采用经核准的水银柱或电子血压计,测量安静休息坐位时上臂肱动脉部位血压。一般来说,左、右上臂的血压相差<2.7 kPa(20 mmHg),右侧大于左侧。如果左、右上臂血压相差较大,要考虑一侧锁骨下动脉及远端有阻塞性病变,例如大动脉有炎症、粥样斑块。必要时还应测量平卧位和站立位血压。是否血压升高,不能仅凭1次或2次诊所血压测量值来确定,需要一段时间的随访,观察血压变化和总体水平。临床随访资料显示,某些偶然测量血压发现血压升高的人,在后来3～4年的随访过程中,血压并未升高。因此,目前世界各国对高血压的诊断标准或分级标准只定范围,而不具体规定测量次数。一旦诊断高血压,必须鉴别是原发性还是继发性。原发性

高血压患者需要有关实验室检查,评估靶器官损害和相关危险因素。

随着动态血压检测的临床应用,扩展了人们对血压波动规律的认识。动态血压(ABP)不同于诊所血压(CBP),前者在日常生活起居活动情况下,包括睡眠和不同体位,由仪器自动测量数十次;后者在休息 5~10 分钟后取坐位由医护人员测量单次或数次。判断血压升高的标准也不同:诊所血压为≥18.7/12.0 kPa(140/90 mmHg);动态血压白昼为≥18.0/11.3 kPa(135/85 mmHg)。因此,动态血压和诊所血压的诊断价值与临床意义不完全相同。

ABP 与 CBP 之间的关系,在不同人群中并不相同,表现为以下 4 种类型。

(1)CBP 不高,白昼 ABP 也不高,CBP 略低于白昼 ABP,见于健康者。

(2)CBP 升高,白昼 ABP 也升高,CBP 略高于或接近白昼 ABP,见于大部分高血压患者。

(3)CBP 升高,但白昼 ABP 不高,CBP 明显高于白昼 ABP,称为“白大衣性高血压”或“单纯性诊所高血压”。

(4)CBP 不高,但白昼 ABP 升高,CBP 明显低于白昼 ABP,称为“隐蔽性高血压”或“逆白大衣性高血压”。

### (二)鉴别诊断

1.与继发性高血压相鉴别

继发性高血压是指由于某种潜在的,可能治愈的原因引起的高血压,占高血压患者中的 5%~10%,应注意鉴别。继发性高血压可由肾实质疾病、肾动脉狭窄、主动脉缩窄、胸主动脉炎或腹主动脉炎、肾上腺肿瘤(如嗜铬细胞瘤、原发性醛固酮增多症、皮质醇增多症)、脑垂体肿瘤(如肢端肥大症)、甲状腺功能亢进、阻塞性睡眠呼吸暂停症等原因所致。其中,许多患者可通过手术治愈。还要注意,一些药物亦可引起或加重高血压。如免疫抑制剂中的环孢菌素、FK-506、皮质激素等,后者可使高达 80%的器官移植患者的血压增高。最常用于口服避孕的雌激素的剂量(30~35 μg),只有轻度升高血压的效应。其他:非甾体抗炎药和环氧合酶-2(cyclooxygenase-2,COX-2)抑制剂,如塞来昔布、罗非昔布、伐地考昔等,通过其抗前列腺素作用使血压增高;减肥药,如西布曲明、芬特明、麻黄等;兴奋剂,如烟碱、苯异丙胺等;抗帕金森药如溴隐亭,单胺氧化酶抑制剂如苯乙肼,合成激素如睾酮及拟交感神经药如盐酸右旋麻黄碱等,均可使血压增高。

2.与肾实质性高血压相鉴别

肾实质性高血压包括急、慢性肾小球肾炎,糖尿病性肾病,慢性肾盂肾炎,多囊肾和肾移植后等多种肾脏病变引起的高血压,是最常见的继发性高血压。除了恶性高血压,原发性高血压很少出现明显蛋白尿,血尿罕见,肾功能减退首先从肾小管浓缩功能开始,肾小球滤过功能仍可长期保持正常或增强,直到最后阶段才有肾小球滤过率降低,血肌酐上升;肾实质性高血压往往在发现血压升高时已有蛋白尿、血尿和贫血,肾小球滤过功能减退,肌酐清除率下降。肾穿刺组织学检查有助于确诊。

3.与肾血管性高血压相鉴别

肾血管性高血压是单侧或双侧肾动脉主干或分支狭窄引起的高血压。常见病因有多发性大动脉炎,肾动脉纤维肌性发育不良和动脉粥样硬化,前两者主要见于青少年,后者见于老年人。多进展迅速,表现为舒张压中、重度升高,上腹部或背部肋脊角可闻及血管杂音,静脉肾盂造影、多普勒超声、放射性核素肾图有助于诊断。

4.与原发性醛固酮增多症相鉴别

原发性醛固酮增多症是肾上腺皮质增生或肿瘤分泌过多醛固酮所致。临床上以长期高血压伴低血钾为特征。可有肌无力、周期性瘫痪、烦渴、多尿等症状。血压大多为轻、中度升高,约有 1/3 的患者表现为顽固性高血压。实验室检查有低血钾、高血钠、代谢性碱中毒、血浆肾素活性降低、血浆及尿醛固酮增多。血浆醛固酮/血浆肾素活性比值增大有较高诊断敏感性和特异性。超声、放射性核素、CT、MRI 检查可确定病变性质和部位。

5.与嗜铬细胞瘤相鉴别

嗜铬细胞瘤起源于肾上腺髓质、交感神经节和体内其他部位嗜铬组织,肿瘤间歇或持续释放过多肾上腺素、去甲肾上腺素与多巴胺。临床表现变化多端,典型的发作表现为阵发性血压升高伴心动过速、头痛、出汗、面色苍白。在发作期间可测定血或尿儿茶酚胺或其代谢产物 3-甲氧基-4-羟基苦杏仁酸(VMA),如有显著增高,提示嗜铬细胞瘤。超声、放射性核素、CT 或 MRI 检查等可进行定位诊断。

6.与皮质醇增多症相鉴别

皮质醇增多症又称 Cushing 综合征,主要是由于促肾上腺皮质激素(ACTH)分泌过多导致肾上腺皮质增生或者肾上腺皮质腺瘤,引起糖皮质激素过多所致。80%的患者有高血压,同时有向心性肥胖、满月脸、水牛背、皮肤紫纹、毛发增多、血糖增高等表现。24 小时尿中 17-羟和 17-酮类固醇增多,地塞米松抑制试验和肾上腺皮质激素兴奋试验有助于诊断。颅内蝶鞍 X 线检查、肾上腺 CT、放射性核素肾上腺扫描可确定病变部位。

7.与主动脉缩窄相鉴别

多数主动脉缩窄为先天性，少数是多发性大动脉炎所致。临床表现为上臂血压增高，而下肢血压不高或降低。在肩胛间区、胸骨旁、腋部有侧支循环的动脉搏动和杂音，腹部听诊有血管杂音。胸部X线检查可见肋骨受侧支动脉侵蚀引起的切迹。主动脉造影可确定诊断。

## 六、健康评估

### （一）健康史

评估患者年龄，高血压发病率随年龄增长而上升，35岁以后发病明显增加。注意有高血压病家族史的患者的高血压发病率明显增高。肥胖者易患高血压，其发病率是体重正常者的2～6倍。盐摄入量与高血压的发生有密切关系，盐摄入量高的地区发病率明显高于摄入量低的地区。脑力劳动者发病率高于体力劳动者。大量吸烟、长期的噪音影响、反复的精神刺激、持续精神的紧张等均与高血压病的发生有相关性。

### （二）身体状况

1.症状

大多数起病缓慢、渐进，早期症状不明显，一般缺乏特殊的临床表现。只是在精神紧张、情绪激动后才出现血压暂时性升高，随后即可恢复正常；部分患者没有症状，常见症状有头痛、头晕、颈项板紧、疲劳、心悸等，在紧张或劳累后加重，不一定与血压水平有关，多数症状可自行缓解。也可出现视物模糊、鼻出血等较重症状。约1/5的患者无症状，仅在测量血压时或发生心、脑、肾等并发症时才被发现。

2.体征

心脏听诊可闻及主动脉瓣区第二心音亢进及收缩期杂音。

### （三）辅助检查

1.常规检查

尿常规、血糖、血胆固醇、血甘油三酰、肾功能、血尿酸和心电图。

2.眼底、超声心动图检查

部分患者可根据需要检查眼底、超声心动图、电解质等。

3.24小时动态血压监测

24小时动态血压监测有助于判断血压升高严重程度，了解血压昼夜节律，指导降压治疗及评价降压药物疗效。

## 七、护理诊断

(1)有受伤的危险:与头晕、视物模糊、意识改变或发生直立性低血压有关。

(2)疼痛:头痛,与血压增高有关。

(3)知识缺乏:缺乏疾病预防、保健知识和高血压用药知识。

(4)潜在并发症:高血压危象、高血压脑病等。

## 八、护理措施

### (一)病情观察

密切观察患者生命体征,观察患者有无头晕、头痛、耳鸣、失眠、乏力等症状。注意观察患者有无血压显著增高、剧烈头痛、呕吐、眩晕、视物模糊、抽搐或意识障碍、胸部和背部疼痛或呼吸困难等高血压急症的临床表现。

### (二)环境与休息

保持病室安静,减少探视。患者血压高时应卧床休息,减少活动。午后控制水分的摄入,以减少夜尿次数。科学地安排治疗、检查的时间,避免干扰休息。避免劳累、情绪激动、精神紧张、吸烟、酗酒、环境嘈杂等。

### (三)饮食护理

限制钠盐摄入,WHO 建议每人每天食盐量不超过 6 g。我国膳食中约 80% 的钠来自烹调或含盐高的腌制品,因此限盐首先要减少烹调用盐及含盐高的调料,少食各种咸菜及腌制食品。减少膳食脂肪,补充适量优质蛋白质,有降压及预防脑卒中的作用。维持足够的钾、钙摄入,应用利尿剂患者应尤为注意。

### (四)对症护理

1.头晕、头痛

评估患者头痛的情况,如头痛程度、持续时间、是否伴有恶心、呕吐、视物模糊等伴随症状。改变体位时动作要缓慢,从卧位到站位前先坐一会儿。卧床休息时将头部抬高。如起床活动时头晕应立即坐下或躺下。血压不稳定或症状加重时必须卧床休息。监测血压,发现血压变化时立即与医师联系,及时给予处理。保证患者有充足的睡眠,尽量减少或避免引起或加重头痛的因素。

2.高血压危象

绝对卧床休息,避免一切不良刺激,保证良好的休息环境,持续监测血压和尽快应用适合的降压药。遵医嘱给予药物进行降压治疗,注意监测血压,防止血压过度降低引起肾、脑或冠状动脉缺血。加强巡视,协助患者做好生活护理。嘱患者定时服用降压药,保证血药浓度。安抚患者,做好心理护理,严密观察患者病情变化。

3.用药护理

一般从小剂量开始用药,遵医嘱调整剂量,不可自行增减或突然撤换药物,多数患者需长期服用维持量;注意降压不可过快、过低,某些降压药物有直立性低血压反应,应指导患者改变体位时动作宜缓慢,警惕服降压药后可能发生的低血压反应,服药后如有晕厥、恶心、乏力时,立即平卧,头低足高位,以促进静脉回流,增加脑部血流量;服药后不要站立太久,因长时间站立会使腿部血管扩张,血液淤积于下肢,脑部血流量减少;避免用过热的水洗澡或蒸气浴,防止外周血管扩张导致晕厥。

**(五)心理护理**

负性情绪反应可使血压升高,教会患者进行自我心理平衡调整、减轻焦虑的方法,如放松疗法、散步、听音乐及进行有益的娱乐活动等,以保持良好的心境。

**(六)健康教育**

指导患者及家属掌握正确测量血压的方法。告知患者避免长期的过度紧张、精神刺激、情绪激动和劳累;做到生活规律,有充足的休息和睡眠。告知患者坚持低盐饮食,减少膳食中脂肪摄入,补充适量蛋白质,多食蔬菜和水果,摄入足量钾、镁、钙;进食应少量多餐,避免暴饮暴食及饮用刺激性饮料,戒烟酒。可根据年龄及身体状况选择慢跑、太极拳等不同方式的运动,应避免提重物或自高处取物,因会屏气用力,导致血压升高。鼓励患者参加有兴趣的休闲娱乐活动,以不感受到有压力为宜,如养花、养鸟。告诉患者及家属有关降压药的名称、剂量、用法、作用与不良反应和降压药应用注意事项,并提供书面材料。教育患者服药剂量必须遵医嘱执行,不可随意增减药量或突然撤换药物。当心、脑、肾功能出现异常症状时应及时就医。

## 第二节 心 肌 病

心肌病是指由多种原因(遗传病因较多见)引起的以心肌结构及功能异常为

主的一组心肌疾病。根据病理生理特点将心肌病分为扩张型心肌病、肥厚型心肌病、限制型心肌病、致心律失常性右心室心肌病和未分类心肌病。其中以扩张型心肌病的发病率最高,其次为肥厚型心肌病。据统计,住院的心血管病患者中,心肌病患者可占 0.6%~4.3%。本节重点阐述扩张型心肌病、肥厚型心肌病。

## 一、扩张型心肌病

扩张型心肌病以一侧或双侧心腔扩大、心肌收缩功能减退为主要特征,本病常伴有心律失常、充血性心力衰竭。近年来,发病率呈上升趋势,病死率较高,男性多于女性(2.5∶1),是临床心肌病最常见的一种类型。

### (一)病因

病因迄今未明,除特发性、家族遗传因素外,近年来认为持续病毒感染是其重要原因。病毒对心肌的直接损伤或体液细胞免疫反应所致心肌炎均可导致和诱发扩张型心肌病。此外,乙醇中毒、抗癌药物、系统性红斑狼疮、嗜铬细胞瘤等因素亦可引起本病。

### (二)临床表现

起病缓慢,早期患者可有心脏轻度扩大而无明显症状。此后出现的临床表现以充血性心力衰竭的症状和体征为主,如活动后心悸、气短、胸闷、乏力、夜间阵发性呼吸困难、水肿、肝大等。主要体征有心浊音界向两侧扩大,常可闻及第三心音或第四心音,心率快时呈奔马律。多数患者合并各种类型的心律失常,部分患者可发生猝死或栓塞。

### (三)辅助检查

1.X 线检查

可见心影明显增大,心胸比>50%,肺淤血征。

2.心电图检查

可见多种心律失常如室性心律失常、心房颤动、传导阻滞等。此外尚有 ST-T 改变,低电压,少数可见病理性 Q 波。

3.超声心动图检查

心脏各腔均扩大,以左心室扩大早而显著,室壁运动减弱,提示心肌收缩力下降。

4.其他检查

心导管检查和心血管造影、心脏放射性核素检查、心内膜心肌活检等。

### (四)处理原则及治疗要点

因本病原因未明，尚无特殊治疗方法。目前治疗原则主要针对心力衰竭和各类心律失常。一般是限制体力活动，卧床休息，低盐饮食，应用洋地黄和利尿药等，但需注意患者容易发生洋地黄中毒，故应慎用。近年来，发现合理选用β受体阻滞剂，从小剂量开始，根据症状、体征调整用量，长期口服不但能控制心力衰竭而且还能延缓病情进展，对提高患者生存率有益。中药黄芪、生脉散等有抗病毒、调节免疫、改善心功能等作用，对改善症状及预后有一定作用。

## 二、肥厚型心肌病

肥厚型心肌病是一类由常染色体显性遗传造成的原发性心肌病，以心室壁非对称性肥厚、心室腔变小、左心室血液充盈受限、舒张期顺应性下降为特征的心肌病。临床上，根据有无左心室流出道梗阻分为梗阻型和非梗阻型。本病为青年猝死的常见原因。

### (一)病因

病因未明，本病常有明显家族史或有明显的家族聚集倾向，目前认为家族性常染色体显性遗传是主要病因。

### (二)临床表现

1.症状

起病缓慢，部分患者常无自觉症状，可在猝死或体检时才被发现。许多患者有心悸、胸痛、劳力性呼吸困难，伴有流出道梗阻的患者由于左心室舒张充盈不足，心排血量减低可在起立或运动时出现眩晕，甚至神志丧失等。

2.体征

心脏轻度增大，心脏冲动向左下移位，能听到第四心音。梗阻性肥厚型心肌病患者可在胸骨左缘第3～4肋间听到较粗糙的喷射性收缩期杂音，心尖部也常可闻及吹风样收缩期杂音。凡能影响心肌收缩力，改变左心室容量及射血速度的因素，均可使杂音的响度有明显变化。

### (三)辅助检查

1.X线检查

心影增大多不明显，如有心力衰竭则心影增大明显。

2.心电图检查

心电图检查最常见的表现为左心室肥大，可有ST-T改变、深而不宽的病理性 Q 波。此外,室内传导阻滞和期前收缩亦常见。

3.超声心动图检查

超声心动图检查是主要的诊断手段。检查可显示室间隔的非对称性肥厚,舒张期室间隔厚度与左心室后壁厚度之比≥1.3,间隔运动低下。

4.心导管检查和心血管造影检查

左心室舒张末期压上升。心室造影显示左心室腔变小、心壁增厚。冠状动脉造影多无异常。

5.其他检查

磁共振成像检查对诊断有重要意义;心内膜心肌活检可见心肌细胞畸形肥大,排列紊乱。

#### (四)处理原则及治疗要点

目前主张应用β受体阻滞剂及钙通道阻滞剂治疗,以减慢心率、降低心肌收缩力,减轻流出道梗阻。常用药物有普萘洛尔、美托洛尔和维拉帕米等。避免使用增强心肌收缩力和减少心脏容量负荷的药物,如洋地黄、硝酸酯类制剂等。有些肥厚型心肌病患者,随着病情进展,逐渐呈现扩张型心肌病的症状与体征,对此类患者可采用扩张型心肌病伴有心力衰竭时的治疗措施进行治疗。对药物治疗效果不佳的重症梗阻性患者可考虑采用介入或外科手术治疗,植入 DDD 型起搏器、消融或切除最肥厚部分的心肌。

### 三、护理评估

#### (一)病史

询问患者首次发病的症状及时间,是否有呼吸困难、胸闷、心悸、乏力、头晕的症状;评估患者发生心律失常时的类型和采取的治疗措施及疗效;做过的相关检查及结果等。询问患者相关疾病的家族史及遗传史;有无明确诊断的其他心血管相关疾病或与心血管相关的疾病,以及进行的相关治疗及疗效。

#### (二)身体状况

评估患者目前主要不适、诱发因素及加重情况;评估是否有呼吸困难、胸闷心悸、乏力、头晕的症状;评估患者的心功能情况、目前的活动量、耐受能力和自理能力;评估心脏增大程度、心脏杂音、心脏冲动位置、双肺是否闻及水泡音或哮鸣音。

#### (三)心理-社会状况

评估患者职业、文化程度、对疾病相关知识的了解程度。评估患者的心理状况及社会支持情况。

## 四、护理措施

### (一)生活护理

保持病室安静、通风、温湿度适宜。减少探视,避免不良刺激。心肌病患者应限制体力活动,可减轻心脏负荷,增加心肌收缩力,改善心功能。有心力衰竭症状者应绝对卧床休息,注意照顾其饮食起居。肥厚型心肌病患者活动后有晕厥和猝死的危险,故应避免持重、屏气及剧烈的运动如跑步、球类比赛等。有晕厥史者避免独自外出活动,以免发生意外。

### (二)饮食护理

宜给予低脂、低盐、高蛋白和高维生素的易消化饮食,避免进食刺激性食物。多食新鲜蔬菜和水果、少量多餐及增加粗纤维食物,防止便秘。心力衰竭时低盐饮食,限制进食含钠量高的食物。

### (三)病情观察

观察胸痛的部位、性质、程度、持续时间、诱因及缓解方式,注意血压、心率、心律及心电图变化。如疼痛加重或伴有冷汗、恶心、呕吐时,应及时与医师联系。对已有严重心律失常、心绞痛及晕厥症状的患者,加强心电监护;密切观察有无脑、肺和肾等器官及周围动脉栓塞的征象。对于长期慢性心力衰竭的患者重点观察肢体的温度、色泽、感觉和运动障碍,皮肤瘀点、瘀斑及有无突发胸痛、剧烈咳嗽、咯血等;注意有无心排血量减少导致的心、脑供血不足表现。

### (四)给药护理

遵医嘱用药,观察疗效及不良反应。扩张型心肌病患者,对洋地黄耐受性较差,使用时应密切观察,警惕发生中毒;应用利尿药时,注意电解质紊乱,尤其注意低血钾;应用β受体阻滞剂和钙通道阻滞剂时,注意有无心动过缓等不良反应。肥厚型心肌病患者出现心绞痛时不宜用硝酸酯类药物。

### (五)对症护理

1.胸痛

嘱患者立即停止活动,卧床休息。应安慰患者,解除紧张情绪。遵医嘱使用药物,持续吸氧。嘱患者避免剧烈运动、屏气、持重、情绪激动、饱餐、寒冷等诱发因素,戒烟酒。

2.心悸、呼吸困难

停止活动,嘱患者卧床休息,以减少心肌耗氧量,休息时采用半卧位。必要时予以吸氧,根据缺氧程度、心功能状态调节氧流量。

3.晕厥

立即让患者躺于空气流通处,头低足高位;松开衣领、腰带;注意肢体保暖;吸氧,做好急救准备。

#### (六)心理护理

应经常与患者沟通、交流,了解其心理特点,多关心体贴患者,常予以鼓励和安慰,耐心地向患者介绍有关疾病的知识、治疗方案及心理调节与康复的关系,帮助其解除顾虑,消除悲观情绪,增强治疗信心,积极配合治疗。

### 五、健康指导

#### (一)疾病知识指导

避免诱因,防寒保暖,预防发生上呼吸道感染。对无明显症状的早期患者,可从事轻体力工作,但要避免劳累。戒烟戒酒,给予高蛋白、高维生素、易消化食物,心力衰竭时给予低盐饮食。

#### (二)用药与随访

告知患者坚持服用抗心力衰竭、抗心律失常的药物,以延长存活年限。向患者说明药物的名称、剂量、用法,指导其观察药物产生的疗效及不良反应。嘱患者定期门诊随访,症状加重时立即就诊,防止病情进一步发展,甚至恶化。

## 第三节 感染性心内膜炎

### 一、定义

感染性心内膜炎指因细菌、真菌和其他微生物直接感染而产生心瓣膜或心室壁内膜的炎症。

### 二、疾病相关知识

#### (一)流行病学特征

临床表现早期不典型,有些症状和体征在病程晚期才出现。有75%～85%

的患者血培养阳性。血培养阳性是诊断本病的最直接的证据。

### (二)临床表现

表现为发热、心脏杂音、贫血、栓塞、脾大和血培养阳性等。

### (三)治疗

血培养后尽早使用对症抗生素，以大剂量、长疗程静脉用药为主，一般用药 4 周或 4 周以上。首选药物为青霉素。内科治疗病情稳定半年后可考虑手术治疗。

### (四)预后

预后取决于病原菌对抗生素的敏感性、治疗是否及时、瓣膜损害程度、病前心肾功能状况，以及患者年龄、手术时机与治疗条件和并发症的严重程度。未治疗的急性患者几乎均在 4 周内死亡，亚急性者的自然病史一般≥6 个月。死亡原因为心力衰竭、肾衰竭、栓塞、细菌性动脉瘤破裂或严重感染。大多数患者可获得细菌学治疗，但近期和远期病死率仍较高，治愈后的 5 年存活率仅为 60%～70%，10%的患者在治疗后数月或数年内再次发病。

## 三、专科评估与观察要点

(1)严密观察体温变化并记录。

(2)观察心功能情况。

(3)并发症观察：心力衰竭、动脉栓塞。

## 四、护理问题

### (一)体温过高

其与感染有关。

### (二)潜在并发症

栓塞、心力衰竭。

### (三)急性意识障碍

其与脑血管栓塞有关。

## 五、护理措施

### (一)一般护理

(1)执行一般内科护理常规。

(2)卧位与休息:保证充足的睡眠。存在巨大赘生物者必须绝对卧床休息,防止赘生物脱落。保证室内空气新鲜,温度适宜,减少探视,避免感染。

### (二)饮食护理

应以补充高蛋白、高热量、高维生素、易消化的食物为主,鼓励患者多饮水,如患者有心力衰竭的征象,应低钠饮食,限制水分,做好口腔护理。

### (三)用药护理

感染性心内膜炎治愈的关键在于清除赘生物中的病原微生物。抗感染治疗原则:①早期应用抗生素,在连续送3～5次血培养后即可开始治疗。②足量应用抗生素,联合应用2种具有协同作用的抗菌药物;大剂量,需要高于一般常用量,使感染部位达到有效浓度。③静脉给药,保持高而稳定的血药浓度。④长疗程,一般4～6周,人工瓣膜心内膜炎需6～8周或更长,以降低复发率。⑤病原微生物不明时,急性者选用对金黄色葡萄球菌、链球菌和革兰阴性杆菌均有效的广谱抗生素,亚急性者选用针对大多数链球菌的抗生素。⑥已分离出病原微生物时,根据病原菌对药物的敏感程度选择药物。抗菌药物应根据药代动力学给药,大剂量应用青霉素等药物时,宜分次静脉滴注,避免高剂量给药可能引起的中枢神经系统毒性反应。密切观察患者用药后有无不良反应,并及时处理。因长期使用大量抗生素可能带来真菌感染,应注意口腔护理。退热剂和抗生素对胃肠道有刺激,可能会出现恶心、呕吐、食欲减退等不良反应。

### (四)并发症护理

栓塞的护理:了解超声心动图的情况,心腔内可见巨大赘生物的患者,应绝对卧床休息,协助生活护理,观察有无栓塞征象,重点观察瞳孔、神志、肢体活动及皮肤温度等。如发现有肺栓塞、肾栓塞、脑血管栓塞、肢体血管栓塞征象时立即通知医师。

### (五)病情观察

(1)监测生命体征变化,每4～6小时监测体温一次,监测热型并记录。

(2)观察患者有无栓塞征象,观察瞳孔、意识、呼吸、肢体活动及皮肤温度等,同时观察有无气急、发绀、胸痛、腹痛、腰痛、血尿等。

(3)观察心脏有无新杂音出现或原有杂音发生改变;监测心功能情况,注意有无心力衰竭。

(4)观察有无药物过敏。

#### （六）健康指导

（1）教会患者自我监测体温，注意有无栓塞表现。

（2）居住环境要避免潮湿、阴暗等不良条件，注意防寒保暖，预防感冒，避免到人多的公共场所。

（3）饮食规律，营养均衡，多食富含蛋白、维生素、纤维素的清淡饮食，心力衰竭时低盐饮食，保持大便通畅。

（4）注意劳逸结合，适当锻炼，提高机体抵抗力，避免诱发因素。

（5）保持口腔和皮肤清洁，减少感染。

（6）按医嘱服药，定期复诊。

## 第四节　心律失常

心律失常是指心脏冲动起源、频率、节律、传导速度或激动次序的异常。引起心律失常的原因很多，可以是生理性的，也可以是病理性的。各种器质性心脏病是引发心律失常的最常见原因，其中缺血性心脏病、充血性心力衰竭和心源性休克等较易引发严重的心律失常，可导致严重的血流动力学障碍，甚至死亡。除上述疾病外，自主神经功能紊乱、药物中毒、内分泌代谢失常、酸碱平衡失调、电解质紊乱、急性感染、手术和心导管刺激等均可引起心律失常。健康人在紧张、激动、疲劳、吸烟、饮酒和饱餐等情况下，也可发生心律失常。本节仅介绍临床常见的心律失常。

### 一、房性期前收缩

房性期前收缩是指激动起源于窦房结以外心房任何部位的一种主动性异位搏动。正常成人进行 24 小时心电监测，大约 60％有房性期前收缩发生。

#### （一）病因

各种器质性心脏病患者均可发生房性期前收缩，并可能是快速性房性心律失常的先兆。

#### （二）临床表现

患者一般无明显症状，频发房性期前收缩者可有心悸或心跳暂停感。

**(三)心电图特征**

(1)房性期前收缩的P波提前发生,形态与窦性P波不同。

(2)下传的QRS波群形态通常正常,少数无QRS波出现。

(3)常见不完全性代偿间歇。

**(四)治疗要点**

房性期前收缩通常无须治疗。吸烟、饮酒与咖啡可诱发,应劝导患者减量。有明显症状时可给予药物治疗。

## 二、心房颤动

心房颤动是指规则有序的心房电活动丧失,代之以快速无序的心房颤动波,是最严重的心房电活动紊乱,也是常见的快速性心律失常之一。心房由于无序颤动,从而失去了有效的收缩和舒张,进而导致泵血功能下降或丧失,因此心室律紊乱、心功能受损和心房附壁血栓形成是心房颤动患者的主要病理、生理特点。

**(一)病因**

心房颤动常发生于有基础心血管疾病的患者,如冠心病、高血压病、风湿性心脏瓣膜病、甲状腺功能亢进性心脏病、心肌病、感染性心内膜炎和缩窄性心包炎。

**(二)临床表现**

心房颤动主要表现为心慌,症状轻重程度亦受心室率快慢的影响,心室率不快,可无明显症状,心率超过150次/分时,患者可发生心绞痛或心力衰竭。心房颤动产生血栓、引起体循环栓塞的风险极大,如心房颤动患者突发偏瘫、失语需考虑到脑栓塞,发生急性腹痛但又排除其他常见急腹症时亦应考虑肠系膜动脉栓塞的可能性。心房颤动特异性体征主要为心律绝对不齐、心音强弱不等和脉搏短绌。

**(三)心电图特点**

(1)P波消失,代之以大小不等、形态不一、间期不等的心房颤动波——f波,频率为350～600次/分。

(2)RR间期绝对不等。

(3)QRS波群形态通常正常,当心室率过快,发生室内差异性传导时,QRS波群增宽、变形。

(四)治疗要点

(1)积极控制基础心脏疾病、控制诱发因素。

(2)控制心室率:常用药物有洋地黄、β受体阻滞剂及钙通道阻滞剂等。

(3)药物复律和同步直流电复律。

(4)导管消融和外科治疗。

(5)抗凝治疗。

## 三、室性期前收缩

室性期前收缩是指起源于心室肌或心室肌内浦肯野纤维的提前出现的异常电激动,是最常见的心律失常之一。在正常人和各类心脏疾病患者中均可发生。但临床上患者多伴有黑蒙、眩晕,有器质性心脏病,存在心脏结构和功能的改变。当患者心电图表现为多源、成对、成串的室性期前收缩时应引起重视。

### (一)病因

正常人与各种心脏病患者均可发生室性期前收缩。心肌炎、缺血、缺氧、麻醉和手术等均可使心肌受到机械、电、化学性刺激而发生室性期前收缩,常见于冠心病、心肌病、心肌炎、风湿性心脏病。

### (二)临床表现

室性期间收缩常无与之直接相关的症状,患者是否有症状及症状的轻重程度与期前收缩的频发程度不直接相关。患者可感到心悸,类似电梯快速升降的失重感或代偿间歇后一次有力的心脏搏动,多数人称“偷停”。听诊时可闻及期前收缩后出现一较长的停歇,期前收缩的第二心音减弱,仅能听到第一心音,桡动脉搏动减弱或消失。

### (三)心电图特征

(1)提前出现的QRS波前无P波或无相关的P波。

(2)提前出现的QRS形态宽大畸形,时限通常>0.12毫秒,T波方向多与QRS的主波方向相反。

(3)往往为完全性代偿间歇,即期前收缩前后RR间距等于窦性周期的2倍。

### (四)治疗要点

(1)无器质性心脏疾病,考虑为良性室性期前收缩,预后良好,从危险效益比来说,不支持常规抗心律失常药物治疗,应首先考虑祛除诱发或加重室性期前收缩的因素如吸烟、喝咖啡等。对于此类患者的治疗重点是缓解症状。

(2)对于器质性心脏病伴频发室性期前收缩的患者,其治疗目的是预防心脏性猝死。

## 四、室性心动过速

室性心动过速是指起源于希氏束分支以下或心室肌的连续3个或3个以上的快速性心律失常。

### (一)病因

常发生于各种器质性心脏病患者,最常见于冠心病,尤其是急性心肌梗死患者。也发生于无明显器质性心脏病的原发性心电疾病,如先天性长QT综合征。10%~20%的室性心动过速为特发性室性心动过速,常见于年轻男性。

### (二)临床表现

患者可表现为心悸、胸闷、胸痛和黑蒙等,但临床表现并不一致,非持续性室性心动过速(<30秒,能自行终止)的患者除心悸外可无其他任何症状,而持续性室性心动过速(>30秒,需药物或电复律终止发作)的患者常伴有明显血流动力学障碍和心肌缺血,其表现包括低血压、四肢厥冷、乏力、晕厥、少尿、气短和心绞痛等。听诊心律轻度不规则。

### (三)心电图特征

(1)频率多在100~250次/分,节律可稍不齐。

(2)QRS波群形态宽大畸形,时限通常超过0.12秒;ST-T波方向与QRS波主波方向相反。

(3)心房独立活动与QRS波无固定关系,房室分离。

(4)偶尔心房激动夺获心室或发生室性融合波或1∶1传导。

### (四)治疗要点

(1)立即终止室性心动过速的发作:根据血流动力学是否稳定采取抗心律失常药物治疗或直流电复律治疗的方法。

(2)纠正和治疗室性心动过速的诱因和病因,如低血钾、心肌缺血和心功能不全。

## 五、心室扑动与心室颤动

心室扑动与心室颤动为致命性心律失常。

### （一）病因

常见于缺血性心脏病。心室颤动往往是心脏停搏前的短暂征象，也可以因急性心肌缺血或心电紊乱而发生。由于心脏出现多灶性局部兴奋，以致完全失去排血功能，心室扑动常不能持久，没有很快恢复，便会转为心室颤动而导致死亡。

### （二）临床表现

心室扑动与心室颤动为最恶性的心律失常，短时间即可引起意识丧失、抽搐、呼吸停顿甚至死亡。触诊时大动脉搏动消失、听诊心音消失、血压无法测到。

### （三）心电图特征

(1)心室扑动心电图特征：无正常 QRS-T 波，代之以连续快速而相对规则的大振幅波动，频率在 200～250 次/分，心脏失去排血功能。

(2)心室颤动心电图特征：QRS-T 波完全消失，出现大小不等、极不匀齐的低小波，频率在 200～500 次/分。心室扑动和心室颤动均是极严重的致死性心律失常。

### （四）治疗要点

心室扑动和心室颤动发生后即为心搏骤停，如果未能积极救治，多在数分钟内因组织缺氧而导致重要生命器官损害或死亡，因此应及时采取积极有效的复苏措施。长期治疗包括病因治疗、祛除诱因、药物治疗和植入式心脏复律除颤器治疗。

## 六、房室传导阻滞

房室传导阻滞(又称房室阻滞)是指房室交界区脱离了生理不应期后，心房冲动传导延迟或不能传导至心室。根据阻滞不同，房室阻滞分为一度、二度和三度。一度房室传导阻滞指房室传导时间延长。二度房室传导阻滞指激动自心房至心室过程中有部分传导中断，即有心室脱漏现象。二度房室传导阻滞又分为两型，称二度Ⅰ型房室阻滞和二度Ⅱ型房室阻滞。三度房室传导阻滞又称完全性房室传导阻滞，指心房激动全部不能传入心室。

### （一）病因

主要有先天性、原发性和继发性，临床上以继发性多见。

### （二）临床表现

对于房室传导阻滞，一度房室传导阻滞通常无症状；二度房室传导阻滞可引起心搏脱落，可有心悸；三度房室传导阻滞的症状取决于心室率的快慢，包括疲倦、乏力、头晕、晕厥、心绞痛及心力衰竭等。当心室率严重缓慢导致脑供血不足时，可引起短暂意识丧失，甚至抽搐。室内传导阻滞多无特殊的临床表现，主要为基础心脏病变的症状。对于房室传导阻滞，一度房室传导阻滞时第一心音减弱；二度房室传导阻滞时有心搏脱漏，Ⅰ型者第一心音逐渐减弱，Ⅱ型者强度恒定；三度房室传导阻滞时心率慢而规则，第一心音强弱不等。

### （三）心电图特征

1.一度房室传导阻滞

（1）PR 间期延长，成人＞0.20 秒（老年人＞0.21 秒）。

（2）每个 P 波后均有 QRS 波群。

2.二度房室传导阻滞

二度Ⅰ型心电图特征：P 波规律出现，PR 间期逐渐延长，直到 P 波下传受阻，脱漏 1 个 QRS 波群，漏搏后房室阻滞得到一定改善，PR 间期又趋缩短，之后又逐渐延长，如此周而复始地出现。

二度Ⅱ型心电图特征：表现为 PR 间期恒定，部分 P 波后无 QRS 波群。凡连续出现 2 次或者2 次以上的 QRS 波群脱漏者，常称为高度房室阻滞。

3.三度房室传导阻滞

（1）P 波与 QRS 波群各自独立，互不相关，呈完全性房室分离。

（2）心房率＞心室率。

（3）QRS 波群形态和时限取决于阻滞部位，如阻滞位于希氏束及其附近，心室率为 40～60 次/分，QRS 波群正常；如阻滞部位在希氏束分叉以下，心室率可＜40 次/分，QRS 波群宽大畸形。

### （四）治疗要点

针对不同病因进行治疗。一度或二度Ⅰ型房室传导阻滞心室率不太慢者无须特殊治疗。二度Ⅱ型或三度房室传导阻滞如心室率慢伴有明显症状或血流动力学障碍，甚至阿-斯综合征者，应给予心脏起搏治疗。

## 七、心律失常患者护理评估

### （一）病史

评估患者之前出现心律失常的情况，如发作时间、次数和发作时的心电图表现、起止方式及就医情况；是否服用抗心律失常药物，其名称、服用方法、效果及不良反应等；是否行电复律、起搏器植入术、射频消融术及外科手术等，效果如何。询问患者是否有心脏本身的疾病，如冠心病、风湿性心脏病、高血压、心肌病及心力衰竭等；是否伴有其他系统疾病，如甲状腺功能亢进症、呼吸衰竭导致的低氧血症或高碳酸血症等；是否有全身性感染、电解质紊乱及转移到心脏的肿瘤等。

### （二）身体状况

包括患者入院时的意识、精神状态及生命体征（呼吸、心率、血压、脉搏情况）。心脏有无扩大，心脏冲动的位置和范围等。

### （三）心理-社会状况

心律失常患者有各种不舒适的感觉，甚至有濒死感，因而存在焦虑、恐惧的情绪。护理人员需及时评估患者是否存在焦虑、恐惧等负性情绪及其严重程度，以及其他情况。

## 八、心律失常患者护理措施

### （一）休息与活动

评估患者心律失常的类型及临床表现，与患者及家属共同制订休息与活动计划。对于无器质性心脏病的良性心律失常患者鼓励其正常工作和生活，建立健康的生活方式，保持心情舒畅，避免过度劳累。当患者出现因心律失常发作导致的胸闷、心悸、头晕等不适症状时采取高枕卧位、半卧位，尽量避免左侧卧位，因左侧卧位时患者常能感觉到心脏搏动而使不适感加重。当心律失常频繁发作，伴有头晕、晕厥或曾有跌倒病史时，应嘱患者卧床休息，避免单独外出，防止意外。当患者出现由窦性停搏、二度Ⅱ型或三度房室传导阻滞、持续性室性心动过速等严重心律失常或快速心室率引起血压下降的情况时，应卧床休息，以减少心肌耗氧量。

### （二）用药护理

严格遵医嘱按时、按量给予抗心律失常药物，静脉注射时速度宜慢，静脉滴注药物时尽量用输液泵调节速度，密切观察患者的生命体征和心电图变化，密切观察药物的效果及不良反应。胺碘酮静脉用药易引起静脉炎，应选择大血管并注意保护血管，严密观察穿刺局部情况，谨防药物外渗。

### （三）病情观察

观察患者有无心悸、乏力、胸闷及头晕等症状，以及心律失常发生的程度、持续时间及给日常生活带来的影响。定时测量脉搏、心律及心率，判断有无心律失常的发生。心房颤动患者应同时测量心率和脉率 1 分钟，观察脉搏短绌的变化，有无晕厥，询问其诱因、发作时间及过程。进行 24 小时动态心电图监测的患者，嘱其保持日常的生活和活动，并记录发病时的症状和出现的时间及当时所从事的活动，有利于发现病情、查找病因。对严重心律失常者，应持续心电监护，严密监测心律、心率、心电图、血氧饱和度等的变化，如发现异常应立即报告医师。安放监护电极片应注意清洁皮肤，电极放置位置应避开胸骨右缘及心前区，以免影响做心电图和紧急电复律。伴呼吸困难、发绀等缺氧表现时给予氧气吸入，流量为 2～4 L/min。

#### (四)配合抢救

对于高危患者，应留置静脉通道，备好抗心律失常药物及其他抢救药品，准备好各种抢救器材，如除颤仪、临时起搏器等。一旦发生猝死，立即配合抢救。

#### (五)心理护理

为患者提供舒适安静的环境，了解患者的需要，倾听患者的主诉和感受，耐心解答患者提出的问题，向患者介绍病情及预后，鼓励患者参与制订护理计划。合理安排护理操作时间，保证患者的休息与睡眠时间，必要时遵医嘱使用镇静药。对于使用的各种仪器要有针对性地介绍使用的目的、功能、安全性和必要性，必要时关闭仪器报警功能，尽可能减少不良刺激。

### 九、心律失常患者健康指导

(1)向患者及家属讲解心律失常的常见原因、诱发因素及防治知识，避免诱发因素如情绪紧张、过度劳累、急性感染、寒冷刺激、不良生活习惯(吸烟、饮浓茶和咖啡等)，避免饱餐。指导患者注意劳逸结合，有规律的生活，保证充足的睡眠时间。低钾血症易诱发室性期前收缩或室性心动过速，应注意预防、监测与纠正。心动过缓患者应避免排便时过度屏气，以免兴奋迷走神经而加重心动过缓。

(2)指导患者严格遵医嘱服药，说明按医嘱服药的重要性，严禁随意更改剂量或更换药物。指导患者观察药物产生的疗效和不良反应，发现异常时及时就诊。

(3)指导患者及家属监测脉搏的方法和心律失常发作时的应对措施。教会家属心肺复苏术，以备紧急需要时应用。对于进行电复律术、导管消融术、植入永久起搏器或外科手术后的患者注意加强相关指导。

(4)指导患者出院后定期随访，发现异常及时就诊。

# 第五节　冠状动脉粥样硬化性心脏病

## 一、概述

冠状动脉粥样硬化性心脏病是指冠状动脉粥样硬化使血管腔狭窄或阻塞导致心肌缺血、缺氧而引起的心脏病，它和冠状动脉功能性改变一起，统称为冠状动脉性心脏病，简称冠心病，亦称缺血性心脏病。

冠心病是世界上最常见的死亡原因之一，男性多在 40～60 岁发病，女性最常在绝经期后表现症状，男性多于女性。本病的发病率按照地域不同而有很大差异。本病在欧美国家极为常见，美国冠心病死亡人数占人口死亡数的 1/3～1/2，占心脏病死亡数的 50%～75%，我国近 30 年来冠心病的发病率和病死率正逐渐升高，据上海两所综合性医院资料统计，20 世纪 90 年代冠心病患者已占住院心脏病患者数的 1/3。美国 35～84 岁人群急性 ST 段抬高型心肌梗死男性为年发病率7.1%、女性为 2.2%，病死率为 30%，其中 50%在发病后 1 小时内死亡，常见死因为心律失常（心室颤动）。

冠心病的发生是多基因的遗传因素与复杂的环境因素相互作用的结果，这些因素称为冠心病的危险因素。年龄（男性≥45 岁，女性≥55 岁，或未用雌激素替代治疗的过早绝经妇女）、脂代谢异常、高血压、吸烟、糖尿病和糖耐量异常是本病最重要的危险因素；肥胖、缺少体力活动、摄入过多动物脂肪、胆固醇、糖和钠盐、遗传因素等同样增加冠心病的发生风险；近年来发现血中同型半胱氨酸增高、胰岛素抵抗增强、血中纤维蛋白原及一些凝血因子增高等也可使发生本病的风险增加。

## 二、冠心病的分型

1979 年 WHO 将本病分为 5 型：①隐匿型或无症状性冠心病；②心绞痛；③心肌梗死；④缺血性心肌病；⑤猝死。其中，不稳定型心绞痛和急性心肌梗死（ST 段抬高型及非 ST 段抬高型）具有共同的病理基础——粥样斑块不稳定，故又被统称为急性冠状动脉综合征（acute coronary syndrome，ACS）。

### （一）无症状性冠心病

也称为隐匿型冠心病，是指无临床症状，但客观检查提示有心肌缺血表现的冠心病。其特点是患者有冠状动脉粥样硬化基础，但病变较轻或有较好的侧支循环，或患者痛阈较高，因此不表现出缺血相关性临床症状（如胸痛、胸闷等）。此型患者病情相对稳定，但可突然转为心绞痛发作或心肌梗死等冠心病类型。其诊断需静息时或增加负荷时出现心肌缺血心电图表现。

### （二）稳定型心绞痛

也称为稳定型劳力性心绞痛，是在冠状动脉固定性严重狭窄的基础上，由于心肌负荷的增加引起心肌急剧的、暂时的缺血与缺氧的临床综合征。其特点为阵发性的前胸压榨性疼痛或憋闷感，可伴有放射痛，常发生于劳力负荷增加或情绪激动时，持续时间为数分钟，休息或含服硝酸酯类药可缓解。

### （三）不稳定型心绞痛

不稳定型心绞痛是对恶化劳力型心绞痛、卧位型心绞痛、静息型心绞痛、心肌梗死后心绞痛、混合性心绞痛的统称。此类患者冠状动脉粥样斑块不稳定，易突然发生斑块破裂并伴急性血栓形成，导致严重心肌缺血损伤甚至梗死，甚至引起严重临床后果。不稳定型心绞痛常表现为：原稳定型心绞痛患者在近 1 个月内发作频率增加、程度加重、症状持续时间延长、诱因变化、硝酸酯类药效果变差；1 个月内新发心绞痛；休息状态下发生心绞痛；变异型心绞痛（心电图可见短暂的 ST 段抬高）。

### （四）心肌梗死

即心肌缺血性坏死。急性心肌梗死可表现为持久的胸骨后剧烈疼痛、发热，可发生心律失常、心力衰竭或休克；心电图呈进行性的特征性改变；心肌标志物（心肌酶或肌钙蛋白）增高。根据心电图 ST 段的抬高与否分为非 ST 段抬高型心肌梗死和 ST 段抬高型心肌梗死两种类型，其病理基础及处理方案不同。

### （五）缺血性心肌病

缺血性心肌病为心肌长期供血不足导致心肌组织发生营养障碍和萎缩，或大面积心肌梗死后纤维组织增生所致。临床特点为心脏逐渐扩大，心功能逐渐减退，最终发生心力衰竭。其临床表现与扩张型心肌病相似。

### （六）冠心病猝死

也被视为冠心病的一种特殊类型，好发季节为隆冬，患者年龄多不太大，半数生前无症状。在基层医务人员和群众中普及心肺复苏抢救知识对于挽救本型患者有积极意义。

本节重点介绍心绞痛和心肌梗死。

## 三、病因

最常见的引起冠状动脉性心脏病的病因是冠状动脉粥样硬化，占冠心病的90％左右。其他病因有：①冠状动脉栓塞，心腔内附壁血栓脱落、细菌性心内膜炎赘生物及肿瘤钙质碎片等均可栓塞于冠状动脉。②夹层动脉瘤，可表现为局限在冠状动脉的夹层动脉瘤，亦可由主动脉夹层动脉瘤伸展到冠状动脉开口。③冠状动脉炎：多发性动脉炎、系统性红斑狼疮和类风湿关节炎等结缔组织病及病毒感染等可侵犯冠状动脉。④先天性冠状动脉畸形，如冠状动脉心肌桥。⑤代谢性疾病，如糖尿病和淀粉样变等可致小冠状动脉病变。⑥梅毒性主动脉炎累及冠状动脉开口。⑦外伤等。

### （一）心绞痛

心绞痛是由于心肌供氧和需氧不平衡所致缺氧的结果。在心绞痛患者中，冠状动脉本身病变，特别是冠状动脉粥样硬化是最重要的病理原因，约占心绞痛患者的90％。

其次有重度主动脉瓣狭窄或关闭不全、肥厚型心肌病、先天性冠状动脉畸形、冠状动脉栓塞、严重贫血、休克、快速心律失常、心肌耗氧量增加等。常因体力劳动、情绪激动、饱餐、寒冷、阴雨天气、吸烟而诱发。

当冠状动脉的供血与心肌的需血之间发生矛盾，冠状动脉供血量不能满足心肌代谢的需要，引起心肌急剧的、暂时性的缺血缺氧时，即可发生心绞痛。心肌耗氧的多少主要由心肌张力、心肌收缩强度和心率决定，心肌能量的产生主要是要求大量的氧供，心肌平时对血液中氧的吸取已经接近最大量，氧供再需要增加时已难从血液中摄取更多的氧，只能依靠增加冠状动脉的血流量来提供。在正常情况下，冠状循环有很大的储备力量，其血流量可随身体的生理情况而有显著变化。动脉粥样硬化而致冠状动脉狭窄或部分分支闭塞时，其扩张性减弱，血流量减少，且对心肌的供血量相对固定，心肌的血液供应如减少到尚能应付心脏的需要，则休息时可无症状。一旦心肌负荷突然增加，如劳累、激动、左心衰竭等，使心肌张力增加，心肌收缩力增加和心率增快等而致心肌耗氧量增加时，心肌对血液的需求增加，而冠状动脉的供血已不能相应增加，即可引起心绞痛。

### （二）心肌梗死

本病基本病因是冠状动脉粥样硬化，造成管腔严重狭窄和心肌血液供应不足，而侧支循环尚未充分建立，在此基础上，若发生血供急剧减少或中断，使心肌严重而持久地缺血达1小时以上，即可发生心肌梗死。心肌梗死的原因绝大多数是由于不稳定粥样斑块破溃，继而出血和管腔内血栓形成，使管腔闭塞。少数情况下粥样斑块内或其下发生出血或血管持续痉挛，也可使冠状动脉完全闭塞。

促使粥样斑块破裂出血及血栓形成的诱因有休克、脱水、出血、外科手术或严重心律失常，使心排血量骤降，冠状动脉灌流量锐减；饱餐特别是进食多量脂肪后，血脂增高，血黏稠度增高；重体力活动、情绪过分激动、用力排便或血压剧升，致左心室负荷明显加重，儿茶酚胺分泌增多，心肌需氧量猛增，冠状动脉供血明显不足；晨起6时至12时交感神经活动增加，身体应激反应增强，冠状动脉张力增高。

## 四、临床表现

### （一）心绞痛

1.症状

以发作性胸痛为主要临床表现，典型疼痛特点为胸骨体中、上段之后，或心前区界限不清，可放射至左肩、左臂尺侧；偶有至颈、咽或下颌部。胸痛常为压迫样、憋闷感或紧缩样感，也可有烧灼感。发作时，患者可不自觉停止原来的活动。体力劳动、情绪激动、饱餐、受凉、心动过速等可诱发。疼痛出现后常逐步加重，一般持续3～5分钟，休息或含服硝酸甘油可迅速缓解。

2.体征

平时一般无异常体征，心绞痛发作时常见心率加快，血压升高，面色苍白，表情焦虑，皮肤冷或出汗，有时出现第三或第四心音奔马律。

### （二）心肌梗死

1.症状

(1)疼痛：是最先出现的症状，多发生于清晨，疼痛部位和性质与心绞痛相同，但诱因多不明显，且常发生于安静或睡眠时，程度较重，范围较广，持续时间可长达数小时或数天，休息和含用硝酸甘油多不能缓解。患者常烦躁不安、出汗、恐惧，或有濒死感。在我国，1/6～1/3的患者疼痛的性质及部位不典型，如少数患者无疼痛，一开始即表现为休克或急性心力衰竭。部分患者疼痛位于上腹部，被误认为胃穿孔、急性胰腺炎等急腹症；部分患者疼痛放射至下颌、颈部、背部上方，被误认为骨关节痛；少数患者在整个病程中都无疼痛或其他症状，事后才发现得过心肌梗死。

(2)全身症状：主要是发热，伴有心动过速、白细胞计数增高和红细胞沉降率增快等，由坏死物质吸收所引起。一般在疼痛发生后24～48小时出现，程度与梗死范围常呈正相关，体温一般在38 ℃左右，很少超过39 ℃，持续约1周。

(3)胃肠道症状：约1/3的患者，在发病早期伴有频繁的恶心、呕吐和上腹部胀痛，与迷走神经受坏死心肌刺激和心排血量降低、组织灌注不足等有关。肠胀气亦不少见。重症者可发生呃逆。

(4)心律失常：见于75%～95%的患者，多发生在起病1～2天，而以24小时内最多见，可伴乏力、头晕、晕厥等症状。以室性心律失常最多，尤其是室性期前收缩，如室性期前收缩频发(每分钟5次以上)，成对出现或呈短阵室性心动过速，多源性或落在前一心搏的易损期时(R-on-T)，常为心室颤动的先兆。心室颤动是急性心肌梗死早期，特别是入院前主要的死因。前壁心肌梗死如发生房室传导阻滞表明梗死范围广泛，情况严重，预后较差。

(5)低血压和休克：疼痛期血压下降常见，未必是休克。如疼痛缓解而收缩压仍低于10.7 kPa(80 mmHg)，有烦躁不安、面色苍白、皮肤湿冷、脉细而快、大汗淋漓、尿量减少(<20 mL/h)，神志迟钝，甚至晕厥者则为休克表现。休克多在起病后数小时至1周内发生，见于约20%的患者，主要是心源性，为心肌广泛(40%以上)坏死，心排血量急剧下降所致，神经反射引起的周围血管扩张属次要因素，有些患者有血容量不足的因素参与。严重的休克可在数小时内致死，一般持续数小时或数天，可反复出现。

(6)心力衰竭：主要是急性左心衰竭，可在起病最初几日内发生或在疼痛、休克好转阶段出现，为梗死后心脏收缩力显著减弱或不协调所致，发生率为32%～48%。出现呼吸困难、咳嗽、发绀、烦躁等症状，严重者可发生肺水肿，进而发生颈静脉怒张、肝大、水肿等右心衰竭表现。右心室心肌梗死者可一开始即出现右心衰竭表现，伴血压下降。

2.体征

(1)心脏体征：心脏浊音界可有轻至中度增大，心率多增快，少数也可减慢，心尖处和胸骨左缘之间扪及迟缓的收缩期膨出，是由心室壁反常运动所致，可持续几日至几周；心尖区有时可扪及额外的收缩期前的向外冲动，伴有听诊时的第四心音(即房性或收缩期前奔马律)，是左心室顺应性减弱使左心室舒张末期压力升高所致。第一、二心音多减弱，可出现第四心音(房性)奔马律，少数有第三心音(室性)奔马律。10%～20%的患者在发病第2～3小时出现心包摩擦音，是反应性纤维蛋白性心包炎所致。乳头肌功能障碍或断裂引起二尖瓣关闭不全时，心尖区可出现粗糙的收缩期杂音或伴收缩中晚期喀喇音。发生室间隔穿孔者，胸骨左下缘出现响亮的收缩期杂音，常伴震颤。右心室梗死较重者可出现颈静脉怒张，深吸气时更为明显。

(2)血压：除发病极早期可出现一过性血压升高外，几乎所有患者在病程中都会有血压降低。起病前有高血压者，血压可降至正常；起病前无高血压者，血压可降至正常以下，且可能不再恢复到发病前的水平。

(3)其他：另外可有与心律失常、休克或心力衰竭有关的其他体征。

**(三)与其他引起疼痛的疾病相鉴别**

由于许多种疾病可以表现为胸痛，应注意与心绞痛相鉴别。引起胸痛的其他常见原因如下。

1.肋间神经痛

沿肋间隙针刺样瞬间疼痛，疼痛发作与劳累无关，但体位变化可能影响疼痛程度。

2.肋软骨膜炎

在肋软骨膜炎处有固定部位的压痛，吸气时加重。

3.胸肌纤维质炎

局部有压痛，呼吸受限，可持续数天甚至更久。

4.带状疱疹

持续痛，时轻时重，沿肋间隙皮肤有疱疹。

5.颈椎病

胸椎上段与颈椎的骨质增生刺激神经根而引起胸痛，胸痛可剧烈似心绞痛，但心电图正常，硝酸甘油无效，颈椎X线检查示骨质增生。

6.胸膜炎

胸痛与呼吸有关，可能有胸膜摩擦音或胸腔积液。

7.食管裂孔疝

多为烧灼样疼痛，恶心呕吐，咽下不适，心电图正常。

8.肺梗死

胸膜痛或心绞痛样胸痛，多有易发生栓塞的原发疾病，如心房颤动、血栓性静脉炎、下肢静脉曲张、恶性肿瘤、骨折及长期卧床患者。心电图可出现SⅠ、QⅢ、TⅢ改变及右束支传导阻滞。

9.主动脉夹层

疼痛发作开始时即达高峰，为撕裂样剧痛，部位更广泛，可涉及头颈、背部、腰部和下肢，常不能被镇痛药所缓解，常伴有血压明显升高。其病情更为凶险。

10.急性心包炎

可有心包摩擦音，心电图的ST段抬高多呈弓背向下，在数小时或1～2天即下降。

## 五、实验室及辅助检查

### （一）肌红蛋白

肌红蛋白从损伤的心肌细胞释放进入循环血液，在心肌梗死发生后几小时即可检测。再灌注发生后，血清肌红蛋白快速上升，可作为成功再灌注及判断梗死范围大小的指标。

### （二）心脏特异性肌钙蛋白

正常情况下心脏肌钙蛋白T和心脏肌钙蛋白I在外周循环中不存在，故只要高于参考值上限即有价值。

### （三）C反应蛋白（CRP）

正常情况下CRP以微量形式存在于健康人血清中。冠心病发生6～8小时后，CRP迅速升高，48～72小时达高峰，故CRP是冠心病的危险因子，是冠心病严重程度的预测指标。

### （四）肌酸磷酸肌酶（CK）

血清CK在急性心肌梗死发生后4～8小时内超过正常范围，在2～3天内恢复正常。尽管血清CK升高是检出急性心肌梗死的敏感方法，但还是存在假阳性的可能。

### （五）乳酸脱氢酶（LDH）

LDH在急性心肌梗死后24～48小时超过正常范围，3～6天达峰值，心肌梗死后8～14天恢复正常。尽管LDH具有诊断的敏感性，但缺乏特异性。

### （六）纤维蛋白二聚体（D-D）

D-D在血清中的浓度变化与机体内血栓溶解密切相关，是急性心肌梗死溶栓、冠状动脉是否再通的指标。

### （七）心电图检查

心电图检查是临床用得最多的无创伤性检查方法。心绞痛患者约半数在静息状态下无ST段和T波改变等心肌缺血表现。心肌梗死患者应用常规心电图对确定诊断、判定梗死部位和范围及所处病程阶段很有帮助。

### (八)冠状动脉内超声检查

该法是早期发现冠状动脉狭窄及观察病变进展的可靠方法。

### (九)选择性冠状动脉造影

该法不仅可观察到冠状动脉粥样硬化的部位、形态和狭窄程度,而且还可了解心室壁的运动情况,被称为诊断冠心病的“金标准”。

## 六、诊断及鉴别诊断

### (一)诊断

根据心绞痛典型的发作特点和体征,含用硝酸甘油后缓解,结合冠心病易患因素,除外其他原因所致的心绞痛,一般可以确诊。发作时心电图检查可见缺血性 ST 段压低、T 波平坦或倒置,发作过后数分钟内可逐渐恢复。发作典型者则需行心电图负荷试验或 24 小时动态心电图连续监测,如心电图出现阳性变化或负荷试验诱发心绞痛发作时亦可确诊。诊断有困难者则可考虑放射性核素检查和选择性冠状动脉造影。

根据典型的临床表现、特征性心电图、心电向量改变及实验室检查,诊断急性心肌梗死并不困难。老年患者突然发生原因不明的严重心律失常、休克、心力衰竭或较重而持久的胸闷痛者,应考虑急性心肌梗死的可能,并尽可能短期内进行心电图和血清心肌酶的动态监测,以确定诊断。

心力衰竭和心律失常型的诊断,主要依据动脉粥样硬化的证据并除外其他器质性心脏病引起的心脏扩大、心力衰竭和心律失常。

### (二)鉴别诊断

1.心绞痛

(1)心脏神经症:患者常诉胸痛,可为刺痛或隐痛,持续时间数秒钟至数小时含用硝酸甘油无效或 10 多分钟后才见效,患者常有叹气,伴有心悸、手心和腋下多汗、失眠、注意力不集中等神经衰弱症状。

(2)急性心肌梗死:本病疼痛部位可与心绞痛相仿,但程度重,持续时间可达数小时,硝酸甘油含化不能缓解,常伴有发热、休克、心律失常及心力衰竭。心电图中面向梗死部位导联的ST 段抬高,并有异常 Q 波。实验室检查示白细胞计数及心肌酶谱增高,红细胞沉降率增快。

(3)肋间神经痛:本病疼痛常累及 1～2 个肋间,为刺痛或灼痛,多为持续性发作,用力呼吸和身体转动可使疼痛加剧。

(4)其他疾病引起的心绞痛:包括严重主动脉瓣狭窄或关闭不全、风湿性或病毒性冠状动脉炎、梅毒性主动脉炎引起冠状动脉口狭窄或闭塞,肥厚型心肌病等均可引起心绞痛,主要根据其临床表现加以鉴别。

(5)消化系统疾病:诸如溃疡病、胆囊病变、食管裂孔疝、反流性食管炎等所引起的疼痛,与心绞痛十分相似,应进一步检查予以鉴别。

(6)颈椎病变:可压迫神经根引起心前区疼痛,表现为持续性钝痛伴阵发性锐痛,可向左肩及左上肢放射,在头顶部施加压力可使症状加重,限制颈部活动可使之缓解。

2.心肌梗死

(1)心绞痛:尤其是自发性心绞痛,发作性疼痛剧烈,持续时间较长,与心肌梗死的疼痛难以鉴别,但心绞痛患者血压升高或无显著改变,无心包摩擦音,无坏死物质吸收的表现,如发热、白细胞计数增多、心肌酶增高。心电图无变化或仅有暂时性 ST 段和 T 波变化。

(2)急性心包炎:尤其是急性非特异性心包炎,可有较剧烈而持久的心前区疼痛,早期即出现心包摩擦音,全身症状不如心肌梗死严重;心电图除 aVR 导联外,其余导联均有 ST 段弓背向下型抬高,T 波倒置,无异常 Q 波出现。

(3)急性肺动脉栓塞:当发生大块肺梗死时,患者突然感觉呼吸困难,可伴剧烈咳嗽、咯血,并伴有剧烈胸痛,可发生休克,与心肌梗死症状相似。

(4)主动脉夹层分离:在心前区或胸骨区突然出现剧烈疼痛,性质为烧灼样、撕裂样或刀割样,常放射到头、颈、上肢、背、腰、中下腹甚至下肢。疼痛发作时有休克征象,但血压仍较高,两上肢血压和脉搏可有明显差别。部分患者可有暂时性偏瘫和主动脉瓣关闭不全的表现。

3.心力衰竭和心律失常型

需要与扩张型心肌病、心肌炎、高血压性心脏病等鉴别。

## 七、健康评估

### (一)心绞痛

1.健康史

评估患者的一般情况,如年龄、职业。评估患者是否存在体力劳动、情绪激动、饱餐、寒冷、吸烟、心动过速、休克等情况。评估患者是否有血脂异常、高血压、吸烟、糖尿病和糖耐量异常或有无肥胖;缺少体力活动;进食过多的动物脂肪、胆固醇、糖和钠盐;遗传因素等。评估患者有无面色苍白、出冷汗、心率加快、血压升高。注意患者主诉有无心绞痛发作症状。

2.身体状况

(1)症状:以发作性胸痛为主要临床表现,典型的特点:①部位:主要在胸骨体中段或上段之后,可波及心前区,界限不清楚,常放射至左肩、左臂内侧达无名指和小指,或至颈、咽或下颌部。②性质:为压迫、发闷、紧缩、烧灼感,但不尖锐,不像针刺或刀割样,偶伴濒死感,发作时患者常不自觉地停止原来的活动。③持续时间:疼痛出现后常逐渐加重,3~5 分钟内逐渐消失,可数天或数周发作1 次,也可 1 天内多次发作。④缓解方式:休息或含服硝酸甘油可缓解。

(2)体征:心绞痛发作时,患者面色苍白、出冷汗、心率增快、血压升高,心尖部听诊有时出现第四心音奔马律,可有暂时性心尖部收缩期杂音。

3.辅助检查

(1)心电图有无 ST 段及 T 波异常改变。

(2)24 小时连续心电监测有无心肌缺血的改变。

(3)冠状动脉造影检查结果有无显示单支或多支病变。

(4)心脏标志物肌钙蛋白(cTnT)的峰值是否超过正常对照值的百分位数。

**(二)心肌梗死**

1.健康史

包括患者的年龄、性别、职业;有无家族史;了解患者有无肥胖、血脂异常、高血压、糖尿病等危险因素;有无摄入高脂饮食、吸烟等不良生活习惯,是否有充足的睡眠,有无锻炼身体的习惯;排便情况;了解工作与生活压力情况及性格特征等。评估患者是否有休克、脱水、出血、外科手术或严重心律失常;重体力活动、饱餐、情绪过分激动或血压剧升等。评估患者有无明显的诱因,胸痛发作的特征,尤其是起病的时间、疼痛剧烈程度、是否进行性加重,有无恶心、呕吐、乏力、头晕、呼吸困难等伴随症状,是否有心律失常、休克、心力衰竭的表现。

2.身体状况

(1)症状:观察患者的精神意识状态,尤其注意有无面色苍白、表情痛苦、大汗或神志模糊、反应迟钝甚至晕厥等表现。观察体温、脉搏、呼吸、血压有无异常及其程度。

(2)体征:注意心率、心律、心音的变化,有无奔马律、心脏杂音及肺部啰音等。

3.辅助检查

(1)心电图:是否有心肌梗死的特征性、动态性变化,对心肌梗死者应加做右胸导联，判断有无右心室梗死。连续心电监测有无心律失常等。

(2)血液检查：定时抽血检测血清心肌标志物；评估血常规检查有无白细胞计数增高及血清电解质、血糖、血脂等异常。

### (三)常用药物疗效评估

1.硝酸酯类

遵医嘱给予舌下含化，动态评估患者胸疼是否缓解，注意血压及心电图的变化。

2.β受体阻滞剂

评估患者是否知晓本药不可以随意停药或漏服，否则可引起心绞痛加剧或心肌梗死。告知患者饭前服，以保证药物疗效及患者安全用药。用药过程中的心率、血压、心电图检测，是否有诱发心力衰竭的可能性。

3.血管紧张素转换酶抑制剂(ACEI)

本药常有刺激性干咳，具有适量降低血压作用，防止心室重构，预防心力衰竭。注意是否出现肾小球滤过率降低引起尿少；评估其有效性。出现干咳时，应评估干咳的原因，可能有以下因素引起。

(1)是 ACEI 本身引起。

(2)肺内感染引起，本原因引起的干咳往往伴有气促。

(3)心力衰竭时也可引起干咳。

## 八、护理诊断

(1)疼痛：胸痛与心肌缺血、缺氧有关。

(2)活动无耐力：与心肌供氧有关。

(3)潜在并发症：心肌梗死、心律失常、心力衰竭及猝死。

(3)焦虑：与心绞痛反复频繁发作有关。

(4)有便秘的危险：与进食少、活动少、不习惯床上排便有关。

(5)知识缺乏：缺乏控制诱发因素及预防心绞痛发作的知识。

## 九、护理措施

### (一)心绞痛

1.病情观察

严密观察病情变化，询问诱发心绞痛的原因，评估患者疼痛的部位、性质、程度、持续时间，给予心电监护，疼痛发作时行心电图检查，严密监测心率、心律、血压变化，观察患者有无面色苍白、大汗、恶心、呕吐等。密切观察应用缓解心绞痛药物后的疗效情况，必要时观察用药前后心电图的变化。

2.休息与卧位

心绞痛发作时应立即停止正在进行的活动，休息片刻即可缓解。有心功能不全和严重的心律失常时以休息为主。不稳定型心绞痛者，应卧床休息，并密切观察。心绞痛缓解期可劳逸结合，适当参加体力劳动和体育锻炼，以不发生心绞痛为宜，应以有氧运动为主，运动的强度和时间因病情和个体差异而不同，必要时在监测下进行。

3.饮食护理

以低脂、低盐清淡饮食为宜，避免食用过多动物性脂肪，多食新鲜蔬菜、水果，每餐不宜吃得过饱，特别老年人进食量要适当。提倡吃7～8成饱，保持大便通畅，避免过度用力，以免加重心脏负担，增加心肌耗氧量，诱发心绞痛。戒烟、限酒。

4.对症护理

(1)吸氧：鼻导管或面罩给氧3 L/min。

(2)心绞痛发作时，立即给患者吸氧，并做12导联心电图，观察ST-T改变情况及有无严重的心律失常，迅速做出判断，并立即给予硝酸异山梨酯10 mg舌下含化，或迅速应用硝酸甘油气雾剂喷口腔1～2次。并报告医师，观察心绞痛缓解情况。

(3)心绞痛的治疗首选硝酸酯类扩张血管药物，它能有效地治疗心绞痛，通过扩张全身小静脉减少回心血量，减轻心脏前负荷，扩张小动脉降低外周阻力，减轻心脏后负荷。常采用硝酸甘油、硝酸异山梨酯。舌下含化硝酸甘油1～2分钟生效，维持半小时；硝酸异山梨酯生效时间为2～5分钟，维持2～3小时。

5.心理护理

心绞痛发作时患者多有濒死感及恐惧、紧张心理，应耐心开导患者，做好解释工作，并稳定患者的情绪，让其放松紧张的心态，对病情恢复有利。安慰患者，解除紧张不安情绪，改变急躁易怒性格，保持心理平衡。告知患者及家属过劳、情绪激动、饱餐、用力排便、寒冷刺激等都是心绞痛发作的诱因，应注意避免。

6.健康教育

应嘱患者仍要按时服用长效硝酸酯类及钙通道阻滞剂、β受体阻滞剂或血管紧张素转换酶抑制剂，及调节血脂及降低血液黏稠度的药物。注意避免心绞痛的诱因，生活要有规律，忌过度疲劳，戒烟酒。遇有外出时随身携带急救药品，指导患者及家属心绞痛发作时应如何处理，如何与急救机构及附近医院联系。教会患者及家属心绞痛发作时的缓解方法，胸痛发作时应立即停止活动或舌下含服硝酸甘油。如连续含服 3 次仍不缓解，或心绞痛发作比以往频繁、程度加重、疼痛时间延长，应及时就医，警惕心肌梗死的发生。不典型心绞痛发作时，可能表现为牙痛、肩周炎、上腹痛等，为防治误诊，应尽快到医院做相关检查。

### (二)心肌梗死

1.病情观察

急性心肌梗死是心血管危重疾病之一，患者情况紧急，在监护病房(CCU)进行心电图、血压、呼吸、心率、心律监测，必要时进行肺毛细血管楔压监测；监测患者的生命体征、用药后情况，及时报告医师。除监测生命指征外，要对疼痛部位、疼痛性质进行观察，疼痛时是否伴有血压下降、大汗淋漓、面色苍白等症状，要及时采取措施解除疼痛，如疼痛解除后收缩压仍低于 10.7 kPa(80 mmHg)，有面色苍白、皮肤湿冷则为休克，应注意尿量，并勤测血压。

心肌梗死后 24～48 小时，由于心肌坏死组织吸收可出现发热、白细胞计数增高，一般持续1 周，发热时应注意观察是否有咳嗽、咳痰等合并上呼吸道感染情况。心肌梗死后 1 周内，尤其是 24 小时内可出现严重的心律失常，前壁心肌梗死时多发生室性心律失常，心电监测应注意室性期前收缩的次数、频繁程度、级别及有无室性心动过速的发生；下壁心肌梗死时特别注意心率及有无房室传导阻滞的发生。

应严密观察心肌梗死后患者呼吸困难、咳嗽、发绀、两肺底有湿啰音等心功能不全的症状和体征。发现频发期前收缩、成对出现或呈短阵室性心动过速、多源性室性期前收缩及严重的房室传导阻滞时，应立即通知医师，遵医嘱给予利多卡因等药物，警惕心室颤动或心脏停搏的发生。检测电解质和酸碱平衡状况，准备好急救药品和抢救设备如除颤器、起搏器随时准备抢救。

2.休息与卧位

对急性心肌梗死患者应就地抢救，立即安置患者绝对卧床休息，立即吸氧，及时入住 CCU 病房，严密观察病情变化；患者绝对卧床 1～2 周，开始几日翻身需有人协助，一般 4 天后可自行翻身，可逐步抬高床头行半卧位、坐位，第 1～2 周大小便均应在床上进行。保持环境安静，限制探视，并告知患者和家属休息可以降低心肌耗氧量和交感神经兴奋性，有利于缓解疼痛，以取得合作。

若病情稳定无并发症 24 小时后可允许患者坐床边椅。指导患者进行腹式呼吸、关节被动与主动运动，协助患者生活需要，在患者活动耐力范围内鼓励患者自理部分生活活动，以增加患者的自我价值感，逐渐过渡到床边活动。第1～2周，开始在床边病室内行走，3～4周可在室外走廊散步作医疗体操，若有并发症，则应适当延长卧床时间。

3.饮食护理

起病后4～12小时给予流质饮食，以减轻胃扩张。随后过渡到低脂、低胆固醇清淡饮食，提倡少量多餐。不易过饱，多吃新鲜蔬菜、水果以利通便。心功能不全的患者应低盐饮食。病情好转2周后可进低脂普食。

4.对症护理

(1)心肌梗死后由于心肌坏死物质吸收患者可发热，一般在梗死后24～48小时体温为38 ℃左右，可适当给予物理降温。

(2)对烦躁不安、恐惧者，可遵医嘱给予镇静剂。

(3)遵医嘱给予吗啡或哌替啶止痛，注意有无呼吸抑制等不良反应。给予硝酸酯类药物时应随时监测血压的变化，收缩压维持在13.3 kPa(100 mmHg)以上。

5.特殊护理

急性心肌梗死后6小时内可采用溶栓疗法，用冠状动脉内溶栓或静脉溶栓时，术前采血做血常规、血小板、凝血酶原时间、纤维蛋白原、纤维蛋白降解产物、出血时间、凝血时间、血型等检查。目前，国内常用的静脉溶栓疗法：①重组纤维蛋白溶酶原激活剂，先静脉注射10 mg继而60分钟内静脉滴注50 mg，其后120分钟内静脉滴注40 mg，共3小时。②尿激酶$(100\sim150)\times10^4$ U，30分钟内静脉滴注。③链激酶皮试阴性后$150\times10^4$ U，60分钟内静脉滴注。而后以肝素12 500～25 000 U/24 h持续静脉滴注48小时，后改为低分子肝素皮下注射。溶栓治疗开始时口嚼阿司匹林0.3 g，以后改为150 mg/d。

溶栓疗效的判定：①心电图抬高的ST段于2小时内回降50%；②胸痛2小时内基本消失；③2小时内出现再灌注型心律失常；④血清CK-MB酶峰值提前出现。应用溶栓疗法后复查凝血酶原时间，使之保持在正常值的1.5～2.0倍。在观察疗效的同时，注意溶栓及抗凝药的不良反应。肌内注射部位应延长加压时间，以免皮下出血及深部血肿。在合并室性心律失常时，应注意监测心律如期前收缩多少、有无室性心动过速的发生，在应用抗心律失常药时注意其不良反应。

6.心理护理

疼痛发作时应有专人陪伴，允许患者表达内心感受，给予心理支持，鼓励患者树立战胜疾病的信心。告知患者住进CCU后病情的任何变化都在医护人员的严密监护下,并能得到及时的治疗,以缓解患者的恐惧心理。简明扼要地解释疾病过程与治疗配合,说明不良情绪会增加心肌耗氧量而不利于病情的控制。医护人员应紧张有序的工作,避免忙乱给患者带来的不安全感。监护仪器的报警声应尽量调低,以免影响患者休息,增加患者心理负担。

7.健康教育

指导患者积极进行二级预防,防止再次梗死和其他心血管事件。急性心肌梗死恢复后的患者应调节饮食,可减少复发,即低饱和脂肪和低胆固醇饮食,要求饱和脂肪占总热量的7%以下,胆固醇<200 mg/d。戒烟是心肌梗死后的二级预防中的重要措施,研究表明,急性心肌梗死后继续吸烟,再梗死和死亡的危险增高22%~47%,每次随诊都必须了解并登记吸烟情况,积极劝导患者戒烟,并实施戒烟计划。

加强运动康复锻炼,与患者一起制订个体化运动处方,指导患者出院后的运动康复训练。个人卫生、家务劳动、娱乐活动等也对患者有益。无并发症的患者,心肌梗死后6~8周可恢复性生活;性生活以不出现心率、呼吸增快持续20~30分钟,胸痛,心悸持续时间不超过15分钟为度。经2~4个月体力活动锻炼后,酌情恢复部分或轻体力工作。但对重体力劳动、驾驶员、高空作业及其他精神紧张或工作量过大的工种,应予以更换。

需要采取形式多样的健康教育途径,应强调药物治疗的必要性,指导患者按医嘱服药,列举不遵医行为导致严重后果的病例,让患者认识到遵医用药的重要性,告知药物的用法、作用和不良反应,并教会患者定时测脉搏、血压,发护嘱卡或个人用药手册,定期电话随访,提高用药依从性。若胸痛发作频繁、程度较重、时间较长,服用硝酸酯制剂疗效较差时,提示急性心血管事件,应及时就医。

## 第六节 心力衰竭

### 一、概述

心力衰竭是由于各种心脏结构或功能异常导致心室泵血功能低下的一种临床综合征,主要表现为呼吸困难、疲乏和液体潴留。绝大多数情况下是指各种心脏疾病引起心肌收缩力下降，使心排血量不能满足机体代谢需要，器官、组织血液灌注减少，出现肺循环和/或体循环静脉淤血的临床综合征。少数情况下心肌收缩力尚可使心排血量维持正常，但异常增高的左心室充盈压使肺静脉回流受阻，导致肺循环淤血。心力衰竭按发病缓急可分为慢性心力衰竭和急性心力衰竭；按发生部位可分为左心衰竭、右心衰竭和全心衰竭；按左室射血分数是否正常可分为射血分数降低和射血分数正常两类，替代了以往收缩性心力衰竭和舒张性心力衰竭的概念。

关于心力衰竭的发病率及病死率在国内尚无确切的统计。在美国，心力衰竭是一主要和不断增长的公共卫生问题。据美国心脏病学会(AHA)的统计报告，美国大约有500万心力衰竭患者，每年有超过55万的患者被诊断患有心力衰竭。心力衰竭主要是老年人疾病，在超过65岁人群中，心力衰竭发生率接近1%。

## 二、病因

### (一)慢性心力衰竭

1.基本病因

(1)原发性心肌损害。①缺血性心肌损害：冠心病心肌缺血和/或心肌梗死是最常见的原因；②心肌炎和心肌病：各种类型的心肌炎和心肌病均可导致心力衰竭，其中病毒性心肌炎及原发性扩张型心肌病最多见；③心肌代谢障碍性疾病：最常见于糖尿病心肌病，而维生素 $B_1$ 缺乏和心肌淀粉样变性等均属罕见。

(2)心脏负荷过重。①压力负荷(后负荷)过重：是指心脏收缩期射血阻力增加。常见原因：高血压、主动脉瓣狭窄、肺动脉高压、肺动脉瓣狭窄等；②容量负荷(前负荷)过重：是指心脏舒张期所承受的容量负荷增加。常见于主动脉瓣或肺动脉瓣关闭不全、房间隔缺损、室间隔缺损、动脉导管未闭等。此外，伴有全身血容量增多或循环血容量增多的疾病如慢性贫血、甲状腺功能亢进等，心脏的容量负荷也必然增加。

2.诱因

据统计，有80%～90%慢性心力衰竭是在原有心脏病的基础上，由一些增加心脏负荷的因素所诱发，常见的诱发因素有以下几种。

(1)感染：呼吸道感染是最常见、最重要的诱因，其次为感染性心内膜炎、全身感染等。

(2)心律失常：心房颤动是诱发心力衰竭的重要因素。亦可见于其他各种类型的快速性心律失常和严重的缓慢性心律失常。

(3)血容量增加:如摄入钠盐过多,输液或输血过多、过快等。

(4)生理或心理压力过大:如过度体力活动或情绪激动、妊娠和分娩、愤怒等。

(5)合并贫血和甲状腺功能亢进、不恰当停用洋地黄类药物或降压药及原有心脏病变加重等,也可成为发生心力衰竭的诱因。

### (二)急性心力衰竭

(1)急性弥漫性心肌损害常见于急性广泛前壁心肌梗死、乳头肌梗死断裂、急性心肌炎等引起心肌收缩无力,心排血量急剧下降。

(2)急性心脏后负荷增加常见于高血压危象、严重瓣膜狭窄、心室流出道梗阻等。

(3)急性心脏前负荷增加常见于急性心肌梗死或感染性心内膜炎引起的瓣膜损害、腱索断裂所致瓣膜急性反流、室间隔破裂穿孔等,以及静脉输血、输液过多或过快。

(4)心律失常常见于原有心脏病的基础上出现快速性心率失常(心率>180 次/分)或缓慢性心律失常(心率<35 次/分)。

## 三、临床表现

### (一)慢性心力衰竭

1.左心衰竭

(1)症状:可出现不同程度的呼吸困难,包括劳力性呼吸困难、夜间阵发性呼吸困难、端坐呼吸、急性肺水肿;咳嗽、咳痰和咯血;体力下降、乏力和虚弱;尿量变化及肾功能损害症状。

(2)体征:可有呼吸频率增加,肺部湿啰音、哮鸣音及干啰音;左心室扩大引起的心尖搏动点左下移动,心率加快、舒张早期奔马律、肺动脉瓣第二心音亢进,心尖部收缩期杂音等;严重呼吸困难者可出现口唇发绀,外周血管收缩可出现四肢末梢苍白、发冷等。

2.右心衰竭

(1)症状:以体循环淤血表现为主。可有食欲减退、腹胀、恶心、呕吐、便秘、肝区疼痛、上腹部饱胀等消化系统症状;少量蛋白尿、血尿素氮升高等泌尿系统症状及轻度的呼吸困难及气喘。

(2)体征:颈外静脉充盈,肝-颈静脉反流征阳性;肝大和压痛;足、踝、胫前甚至全身水肿；胸腔积液和腹水；心率快，右心室肥厚和扩大等。

3.全心衰竭

见于心脏病晚期，同时具有左心衰竭和右心衰竭的临床表现；如由左心衰竭并发右心衰竭者，其左心衰的症状和体征有所减轻。

### （二）急性心力衰竭

1.突发严重呼吸困难

呼吸频率常达30～40次/分，端坐呼吸，频繁咳嗽，咳粉红色泡沫痰。面色灰白或发绀、大汗、皮肤湿冷、烦躁不安、恐惧。

2.血压变化

发病早期血压一过性升高，病情如不缓解，血压可持续下降直至休克。

3.体征

听诊两肺布满湿啰音和哮鸣音，心率快，心尖部可闻及舒张期奔马律、肺动脉瓣第二心音亢进。

### （三）并发症

慢性心力衰竭以呼吸道感染较常见，其他有血栓形成和栓塞、心源性肝硬化、电解质紊乱等。

急性左心衰竭可并发心源性休克、多器官功能衰竭、电解质紊乱和酸碱平衡失调等。

## 四、实验室及辅助检查

### （一）X线检查

左心衰竭除原有心脏病引起的心外形改变外，主要是肺门阴影增大、肺纹理增加。右心衰竭心影增大，上腔静脉增宽，右心房、右心室增大，可伴双侧或单侧胸腔积液。

### （二）超声心动图

常用M型、二维及多普勒超声心动图测定左心室的收缩和舒张功能。

### （三）血液检查

由于心排血量减少导致肾功能减退时，血中的尿素氮、肌酐升高；右心衰竭导致肝功能减退时，血清蛋白减少。

### （四）有创性血流动力学检查

可采用漂浮导管在床边进行，经静脉插管至肺小动脉，测定各部位的压力及血液含氧量，计算心脏及肺毛细血管楔压，直接反映左心功能。

## 五、诊断及鉴别诊断

### （一）诊断

心力衰竭的诊断是综合病因、病史、症状、体征及客观检查而做出的。首先应有明确的器质性心脏病的诊断。心力衰竭的症状体征是诊断心力衰竭的重要依据。左心衰竭的肺淤血引起不同程度的呼吸困难，右心衰竭的体循环淤血引起的颈静脉怒张、肝大、水肿等是诊断心力衰竭的重要依据。

### （二）鉴别诊断

1.与支气管哮喘相鉴别

左心衰竭夜间阵发性呼吸困难，常称之为“心源性哮喘”，应与支气管哮喘相鉴别。前者多见于老年人有高血压或慢性心瓣膜病史，后者多见于青少年有过敏史；前者发作时必须坐起，重症者肺部有干、湿啰音，甚至咳粉红色泡沫痰，后者发作时双肺可闻及典型哮鸣音，咳出白色黏痰后呼吸困难常可缓解。测定血浆 BNP 对鉴别心源性和支气管哮喘有较重要的参考价值。

2.与心包积液、缩窄性心包炎相鉴别

由于腔静脉回流受阻同样可以引起颈静脉怒张、肝大、下肢水肿等表现，应根据病史、心脏及外周血管体征进行鉴别，超声心动图检查可得以确诊。

3.与肝硬化腹水伴下肢水肿相鉴别

应与慢性右心衰竭鉴别，除基础心脏病体征有助于鉴别外，非心源性肝硬化不会出现颈静脉怒张等上腔静脉回流受阻的体征

## 六、健康评估

### （一）健康史

了解既往心脏病病史，评估引起心力衰竭的诱发因素。如有无心脏病史，有无急性弥漫性心肌损害和急性心肌排血受阻或舒张受限，严重心律失常，静脉输液过速或过量等。

### （二）身体状况

1.主要症状

慢性左心衰竭患者可出现呼吸困难，特别是夜间阵发性呼吸困难；咳嗽、咳痰与咯血；疲劳、乏力、头晕、嗜睡、心悸、发绀等；严重左心衰竭时肾血流量明显减少，患者可出现少尿，血尿素氮、肌酐升高，并可有肾功能不全的相关症状。单

纯右心衰竭较少见,右心衰竭主要表现为体循环静脉淤血。

急性左心衰竭患者病情发展常极为迅速且十分危重。临床表现为突发严重呼吸困难,呼吸频率达 30～40 次/分,端坐呼吸,面色灰白、发绀、极度烦躁、大汗淋漓,同时频繁咳嗽,咳出大量白色或粉红色泡沫样痰。极重者可因脑缺氧而致神志模糊。

2.护理体检

慢性左心衰竭患者表现为呼吸加快,交替脉,血压一般正常,有时脉压减小。皮肤黏膜苍白或发绀。由于肺毛细血管楔压增高,液体可渗出至肺泡而出现湿啰音。多数患者有左心室增大,心率加快,心尖区可闻及舒张期奔马律,肺动脉瓣第二心音亢进,亦可出现心律失常。水肿是右心衰竭的典型体征,除此之外,还有颈静脉征阳性,肝大伴压痛。可闻及右心室舒张期奔马律,亦可因三尖瓣相对关闭不全出现收缩期吹风样杂音。

急性心力衰竭患者发病刚开始可有一过性血压升高,病情如不缓解,血压可持续下降甚至休克。听诊时两肺满布湿啰音和哮鸣音,心率增快,心尖部第一心音减弱,可闻及舒张期奔马律,肺动脉瓣第二心音亢进。如不及时抢救,可导致心源性休克而死亡。

## 七、心功能分级

目前统一采用 NYHA 心功能分级标准将心功能分为 4 级。

Ⅰ级:患者有心脏病,但体力活动不受限制。平时一般的体力活动不引起疲劳、心悸、呼吸困难或心绞痛等症状。

Ⅱ级:体力活动稍受限制。休息时无自觉症状,但平时一般的体力活动会引起疲劳、心悸、呼吸困难或心绞痛,休息后很快缓解。

Ⅲ级:体力活动明显受限。休息时尚无症状,但一般的轻体力活动就会引起疲劳、心悸、呼吸困难或心绞痛,休息较长时间方可缓解。

Ⅳ级:患者有心脏病,体力活动能力完全丧失,休息时仍可存在心力衰竭症状或心绞痛,进行任何体力活动都会使症状加重。

## 八、护理诊断

(1)气体交换受损:与左心衰竭致肺淤血有关。

(2)活动无耐力:与心排血量下降有关。

(3)体液过多:与右心衰竭致体循环淤血、水钠潴留、低蛋白血症有关。

(4)恐惧:与担心预后有关。

(5)潜在并发症:洋地黄中毒、电解质紊乱。

## 九、护理措施

### (一)慢性心力衰竭

1.病情观察

密切观察患者呼吸困难程度、给氧后发绀情况、肺部啰音变化情况、水肿变化情况、血气分析和血氧饱和度等,控制输液量及速度,滴速以15～30滴/分为宜,防止输液过多或过快。详细记录24小时出入量,准确测量体重并记录。

2.活动与休息

保持病室安静、整洁,适当通风。根据患者呼吸困难程度采取适当的体位,严重呼吸困难时,应协助端坐位,必要时双腿下垂。注意患者体位的舒适与安全,必要时加用床档防止坠床。心力衰竭急性加重期应卧床休息。恢复期循序渐进增加活动量,患者活动中出现呼吸困难、胸痛、心悸、头晕、疲劳、大汗、低血压等情况时应停止活动。

应根据心力衰竭患者的病情轻重安排休息。心功能Ⅰ级时,不限制一般的体力活动,积极参加体育锻炼,但避免剧烈运动及重体力劳动。心功能Ⅱ级时,适当限制体力活动,增加午睡时间,强调下午多休息,停止比较剧烈的运动,保证充足的睡眠。心功能Ⅲ级时,严格限制一般的体力活动,每天有充分的休息时间,但日常生活可自理或在他人协作下自理。心功能Ⅳ级时,绝对卧床休息,生活由他人照顾。定时改变体位,防止发生压疮。为防止长期卧床引起静脉血栓形成甚至肺栓塞,便秘、虚弱、直立性低血压的发生,可根据患者病情安排床上肢体运动、床边活动等。

3.饮食护理

遵医嘱给予清淡、易消化饮食,少量多餐,补充蛋白质的摄入。限制钠盐摄入,减少体液潴留,减轻心脏负担。一般钠盐(食盐、酱油、黄酱、咸菜等)可限制在每天5 g以下,病情严重者在每天2 g以下,限制钠含量高的食品如腌制或熏制食品、香肠、罐头、海产品、苏打饼干等。液体入量以每天1.5～2 L为宜,可适当根据尿量、出汗的情况进行调整。多食新鲜水果和蔬菜,忌辛辣刺激性食品,戒烟酒及咖啡、浓茶等刺激性饮料。告知患者及家属治疗饮食的重要性,需要家属鼓励和督促患者执行。

4.对症护理

(1)水肿护理:每天在同一时间、着同类服装、用同一体重计测量体重,准确记录24小时液体出入量,控制输液量及速度,若患者尿量<30 mL/h,应报告医师。有腹水者应每天测量腹围。

(2)氧疗:可给予鼻导管持续吸氧2~4 L/min。

(3)药物护理:注意观察药物不良反应。警惕洋地黄中毒:向患者讲解洋地黄类药物治疗的必要性及洋地黄中毒的表现;给药前应检查心率、心律情况,若心率低于60次/分,或发生节律改变,应暂停给药,并通知医师;静脉注射用药宜稀释后缓慢注射,一般需10~15分钟。注射后注意观察心率、心律改变及患者反应;毒性反应的观察及护理:胃肠道症状最常见,表现为食欲缺乏、恶心、呕吐;神经精神症状,常见有头痛、乏力、烦躁、易激动;视觉异常,表现为视物模糊、黄视、绿视等。心脏表现主要有心律失常,常见室性期前收缩呈二联律或三联律、心动过缓、房室传导阻滞等各种类型的心律失常。用药后注意观察疗效,及有无上述毒性反应,发现异常时应及时报告医师,并进行相应的处理。洋地黄中毒的处理:包括停用洋地黄、补充钾盐、纠正心律失常。立即停用洋地黄是治疗洋地黄中毒的首要措施。可口服或静脉补充氯化钾、门冬氨酸钾镁,停用排钾利尿剂。若有快速性心律失常,可用利多卡因或苯妥英钠。若心动过缓可用阿托品静脉注射或临时起搏器。地高辛中毒可用抗地高辛抗体。

5.心理护理

对有焦虑的心力衰竭患者应鼓励患者说出焦虑的感受及原因。加强与患者的沟通,建立良好的护患关系。指导患者进行自我心理调整,减轻焦虑,如放松疗法、转移注意力等,保持积极乐观、轻松愉快的情绪,增强战胜疾病的信心。

6.健康教育

指导患者积极治疗原发病,注意避免心力衰竭的诱发因素,如感染(尤其是呼吸道感染)、心律失常、过度劳累、情绪激动、饮食不当等。注意保暖,防止受凉感冒,保持乐观情绪。坚持合理饮食,进食低盐、低脂、低热量、高蛋白、高维生素、清淡易消化的饮食;少量多餐,每餐不宜过饱,多食蔬菜、水果,防止便秘。戒烟、酒;避免浓茶、咖啡及辛辣刺激性食物。指导患者及家属强心剂、利尿剂等药物服用方法、剂量、不良反应及注意事项。定期复查,如有不适,及时复诊。教会患者及家属自我监测脉搏,观察病情变化,若足踝部出现水肿,突然气急加重、夜尿增多、体重增加,有厌食饱胀感,提示心力衰竭复发。

### (二)急性心力衰竭

1.病情观察

给予心电监护,严密监测患者生命体征、意识状态、血氧饱和度和心电图,监测电解质和血气分析。严密观察患者的呼吸频率、节律、深度,判断呼吸困难的程度;观察咳嗽的情况、痰的颜色和量、肺内啰音的变化;心率、心律、心音有无异常;患者皮肤的颜色及意识的变化。

2.休息与卧位

协助患者取坐位,双腿下垂,以减少静脉回流,减轻心脏负荷。如果患者烦躁不安,应注意安全,谨防跌倒受伤。

3.饮食护理

限制盐的摄入,给予低盐、高热量、高蛋白、易消化饮食,防止水在体内潴留,导致水肿和心脏负担加重,注意少量多餐。每天食盐量控制在 6 g 以内,多食瘦肉、牛奶、鸡蛋等优质蛋白。

4.对症护理

(1)氧疗:给予高流量吸氧,6~8 L/min,并通过 20%~30%的乙醇湿化,以降低肺泡内泡沫的表面张力使泡沫消散,增加气体交换面积。通过氧疗将血氧饱和度维持在 95%~98%水平。对于病情特别严重者可用面罩呼吸机持续加压给氧,一方面可使气体交换加强,另一方面也可对抗组织液向肺泡内渗透。也可加用 50%的乙醇湿化,以降低肺泡内泡沫的表面张力,使泡沫破裂,改善通气功能。

(2)迅速建立 2 条静脉通道,遵医嘱正确使用药物,观察药物疗效与不良反应。

(3)药物护理:①吗啡:吗啡不仅具有镇静、解除患者焦虑情绪的作用,而且能扩张动脉和静脉,减轻心脏前负荷和后负荷。一般 3~5 mg 静脉注射,必要时可隔15 分钟再重复 1 次,共 2~3 次;老年患者可适当减小剂量或改为皮下注射或肌内注射。观察患者有无呼吸抑制或心动过缓。②快速利尿:可 2 分钟内静脉注射呋塞米20~40 mg,4 小时后可重复一次。减少血容量和扩张静脉,以利于缓解肺水肿。③使用血管扩张剂:以静脉用药为主。常用制剂:硝普钠 12.5~25 μg/min滴入,调整药量使收缩压维持在 13.3 kPa(100 mmHg)左右,对原有高血压者,血压降低幅度不超过 10.7 kPa(80 mmHg),维持量为 50~100 μg/min,用药时间不宜连续超过 24 小时。静脉滴注硝普钠时,药液宜现用现配,注意控制滴速、监测血压,还应避光输液、防止外渗。硝酸甘油:患者对本药耐受量个体差异很大,可先以 10 μg/min 开始,然后每 10 分钟调整一次,每次增加5~10 μg,以血压达上述水平为度。酚妥拉明(利其丁):从 0.1 mg/min 开始,每 5~10 分钟调整一次,最大可增至1.5~2.0 mg/min,监测血压。使用速效洋地黄制剂:尤其适用于快速心房颤动或已知有心脏增大伴左心室收缩功能不全的患者。一般选用毛花苷C或毒毛花苷K。先用利尿剂，后用强心剂，避免因左、右心室排血量不平衡而加重肺淤血和肺水肿。

(4)其他：可采用四肢轮扎、静脉放血、气囊暂时阻塞下腔静脉、高渗腹膜透析及高位硬膜外麻醉等疗法，以减轻回心血量，改善心功能。

5.心理护理

医护人员在抢救时必须保持镇静、熟练操作、忙而不乱，给患者以信任与安全感，避免在患者面前讨论病情。向患者介绍救治措施及使用监测设备的必要性。主动与患者及家属沟通，提供情感支持。

6.健康教育

向患者及家属讲解急性左心衰竭的病因及诱因，鼓励患者积极配合治疗原发病，避免诱发因素。定期复诊。告知患者需要在静脉输液前主动告诉护士自己有心脏病史，以便护士在输液时控制输液量及滴速。

指导患者知晓应避免的情况：①过度劳累和体力活动、情绪激动和精神紧张等应激状态；②感冒、呼吸道感染及其他各种感染；③擅自停药、减量；④饮食不当，如食物偏咸等；⑤液体摄入过多；⑥未经专科医师同意，擅自加用其他药物，如非甾体抗炎药、激素、抗心律失常药物等。

告知患者学会自我判断需去就诊的情况：心力衰竭症状加重、持续性血压降低或增高[>17.3/10.7 kPa(130/80 mmHg)]、心率加快或过缓、心脏节律显著改变(从规律转为不规律或从不规律转为规律、出现频繁期前收缩且有症状)等。

# 第四章 呼吸内科护理

## 第一节 急性呼吸道感染

急性呼吸道感染通常包括急性上呼吸道感染和急性气管-支气管炎。急性上呼吸道感染是鼻腔、咽或喉部急性炎症的总称,常见病原体为病毒,仅有少数由细菌引起。本病全年皆可发病,但冬春季节多发,具有一定的传染性,有时引起严重的并发症,应积极防治。急性气管-支气管炎是指感染、物理、化学、过敏等因素引起的气管-支气管黏膜的急性炎症,可由急性上呼吸道感染蔓延而来。多见于寒冷季节或气候多变时。

### 一、病因及发病机制

#### (一)急性上呼吸道感染

急性上呼吸道感染有70%~80%由病毒引起,其中主要包括流感病毒、副流感病毒、呼吸道合胞病毒、腺病毒、鼻病毒等。由于感染病毒类型较多,又无交叉免疫,人体产生的免疫力较弱且短暂,同时在健康人群中有病毒携带者,故一个人可有多次发病。细菌感染占20%~30%,可直接或继病毒感染之后发生,以溶血性链球菌最为多见,其次为流感嗜血杆菌、肺炎链球菌和葡萄球菌等,偶见革兰阴性杆菌。当全身或呼吸道局部防御功能降低时,尤其是年老体弱或有慢性呼吸道疾病者更易患病,原先存在于上呼吸道或外界侵入的病毒和细菌迅速繁殖,引起本病。通过含有病毒的飞沫或被污染的用具传播,引起发病。

#### (二)急性气管-支气管炎

急性气管-支气管炎由病毒、细菌直接感染,或急性上呼吸道病毒(如腺病毒、流感病毒)、细菌(如流感嗜血杆菌、肺炎链球菌)感染迁延而来,也可在病毒感染后继发细菌感染,亦可为衣原体和支原体感染。过冷空气、粉尘、刺激性气体或烟雾的吸入使气管-支气管黏膜受到急性刺激和损伤,引起本病。花粉、有机粉尘、真菌孢子等的吸入以及对细菌蛋白质过敏等,均可引起气管-支气管的变态反应。寄生虫(如钩虫、蛔虫的幼虫)移行至肺,也可致病。

## 二、临床表现

### (一)急性上呼吸道感染

主要症状和体征个体差异大,根据病因不同可有不同类型,各型症状、体征之间无明显界定,也可互相转化。

1.普通感冒

普通感冒又称急性鼻炎或上呼吸道卡他,以鼻咽部卡他症状为主要表现,俗称"伤风"。成人多为鼻病毒所致,起病较急,初期有咽干、咽痒或咽痛,同时或数小时后有打喷嚏、鼻塞、流清水样鼻涕,2～3 天后分泌物变稠,伴咽鼓管炎可引起听力减退,伴流泪、味觉迟钝、声嘶、少量咳嗽、低热不适、轻度畏寒和头痛。检查可见鼻腔黏膜充血、水肿、有分泌物,咽部轻度充血。如无并发症,一般经 5～7 天痊愈。

2.流行性感冒

流行性感冒(简称流感)则由流感病毒引起,起病急,鼻咽部症状较轻,但全身症状较重,伴高热、全身酸痛和眼结膜炎症状。而且常有较大或大范围的流行。

3.病毒性咽炎和喉炎

临床特征为咽部发痒、不适和灼热感、声嘶、讲话困难、咳嗽、咳嗽时咽喉疼痛,无痰或痰呈黏液性,有发热和乏力,伴有咽下疼痛时,常提示有链球菌感染,体检发现咽部明显充血和水肿、局部淋巴结肿大且触痛,提示流感病毒和腺病毒感染,腺病毒咽炎可伴有眼结膜炎。

4.疱疹性咽峡炎

主要由柯萨奇病毒 A 引起,夏季好发。有明显咽痛、常伴有发热,病程约一周。体检可见咽充血,软腭、腭垂、咽和扁桃体表面有灰白色疱疹及浅表溃疡,周围有红晕。多见儿童,偶见于成人。

5.咽结膜热

常为柯萨奇病毒、腺病毒等引起。夏季好发,游泳传播为主,儿童多见。表现为发热、咽痛、畏光、流泪、咽及结膜明显充血。病程为4～6天。

6.细菌性咽-扁桃体炎

多由溶血性链球菌感染所致，其次为流感嗜血杆菌、肺炎链球菌、葡萄球菌等引起。起病急，咽痛明显、伴畏寒、发热，体温超过39 ℃。检查可见咽部明显充血，扁桃体充血肿大，其表面有黄色点状渗出物，颌下淋巴结肿大伴压痛，肺部无异常体征。

### （二）急性气管-支气管炎

起病较急，常先有急性上呼吸道感染的症状，继之出现干咳或少量黏液性痰，随后可转为黏液脓性或脓性痰液，痰量增多，咳嗽加剧，偶可痰中带血。全身症状一般较轻，可有发热，38 ℃左右，多于3～5天后消退。咳嗽、咳痰为最常见的症状，常为阵发性咳嗽，咳嗽、咳痰可延续2～3周才消失，如迁延不愈，则可演变为慢性支气管炎。呼吸音常正常或增粗，两肺可听到散在干、湿性啰音。

## 三、护理

### （一）护理目标

患者躯体不适缓解，日常生活不受影响；体温恢复正常；呼吸道通畅；睡眠改善；无并发症发生或并发症被及时控制。

### （二）护理措施

1.一般护理

注意隔离患者，减少探视，避免交叉感染。患者咳嗽或打喷嚏时应避免对着他人。患者使用的餐具、痰盂等用具应按规定消毒，或用一次性器具，回收后焚烧弃去。多饮水，补充足够的热量，给予清淡易消化、高热量、丰富维生素、富含营养的食物。避免刺激性食物，戒烟、酒。患者以休息为主，特别是在发热期间。部分患者往往因剧烈咳嗽而影响正常的睡眠，可给患者提供容易入睡的休息环境，保持病室适宜温度、湿度和空气流通。保证周围环境安静，关闭门窗。指导患者运用促进睡眠的方式，如睡前泡脚、听音乐等。必要时可遵医嘱给予镇咳、祛痰或镇静药物。

2.病情观察

关注疾病流行情况、鼻咽部发生的症状、体征及血常规和X线胸片改变。注意并发症，如耳痛、耳鸣、听力减退、外耳道流脓等提示中耳炎；如头痛剧烈、发热、伴脓涕、鼻窦有压痛等提示鼻窦炎；如在恢复期出现胸闷、心悸、眼睑水肿、腰酸和关节痛等提示心肌炎、肾炎或风湿性关节炎，应及时就诊。

3.对症护理

(1)高热护理：体温超过37.5 ℃，应每4小时测体温1次，观察体温过高的早期症状和体征，体温突然升高或骤降时，应随时测量和记录，并及时报告医师。体温>39 ℃时，要采取物理降温。降温效果不好可遵照医嘱选用适当的解热剂进行降温。患者出汗后应及时处理，保持皮肤的清洁和干燥，并注意保暖。鼓励多饮水。

(2)保持呼吸道通畅：清除气管、支气管内分泌物，减少痰液在气管、支气管内的聚积。指导患者采取舒适的体位进行有效咳嗽。观察咳痰情况，如痰液较多且黏稠，可嘱患者多饮水，或遵照医嘱给予雾化吸入治疗，以湿润气道、利于痰液排出。

4.用药护理

(1)对症治疗：选用抗感冒复合剂或中成药减轻发热、头痛，减少鼻、咽充血和分泌物，如对乙酰氨基酚(扑热息痛)、银翘解毒片等。干咳者可选用右美沙芬、喷托维林(咳必清)等；咳嗽有痰可选用复方氯化铵合剂、溴己新(必嗽平)或雾化祛痰。咽痛者可含服喉片或草珊瑚片等。气喘者可用平喘药，如特布他林、氨茶碱等。

(2)抗病毒药物：早期应用抗病毒药有一定疗效，可选用利巴韦林、奥司他韦、金刚烷胺、吗啉胍和抗病毒中成药等。

(3)抗菌药物：如有细菌感染，最好根据药物敏感试验选择有效抗菌药物治疗，常可选用大环内酯类、青霉素类、氟喹诺酮类及头孢菌素类。

根据医嘱选用药物，告知患者药物的作用、可能发生的不良反应和服药的注意事项，如按时服药；应用抗生素者，注意观察有无迟发变态反应发生；对于应用解热镇痛药者注意避免大量出汗引起虚脱等。发现异常及时就诊等。

5.心理护理

急性呼吸道感染预后良好，多数患者于一周内康复，仅少数患者可因咳嗽迁延不愈而发展为慢性支气管炎，患者一般无明显心理负担。但如果咳嗽较剧烈，加之伴有发热，可能会影响患者的休息、睡眠，进而影响工作和学习，个别患者产生急于缓解咳嗽等症状的焦虑情绪。护理人员应与患者进行耐心、细致的沟通，通过对病情的客观评价，解除患者的心理顾虑，建立治疗疾病的信心。

6.健康指导

(1)疾病知识指导：帮助患者和家属掌握急性呼吸道感染的诱发因素及本病

的相关知识，避免受凉、过度疲劳，注意保暖；外出时可戴口罩，避免寒冷空气对气管、支气管的刺激。积极预防和治疗上呼吸道感染，症状改变或加重时应及时就诊。

(2)生活指导：平时应加强耐寒锻炼，增强体质，提高机体免疫力。有规律生活，避免过度劳累。室内空气保持新鲜、阳光充足。少去人群密集的公共场所。戒烟、酒。

### (三)护理评价

患者舒适度改善；睡眠质量提高；未发生并发症或发生后被及时控制。

# 第二节 肺　　炎

肺炎是指终末气道、肺泡和肺间质的炎症，可由病原微生物、理化因素、免疫损伤、过敏及药物所致。细菌性肺炎是最常见的肺炎，也是最常见的感染性疾病之一。尽管新的强效抗生素不断投入应用，但其发病率和病死率仍很高。

## 一、概述

### (一)分类

1.解剖分类

(1)大叶性(肺泡性)肺炎：为肺实质炎症，通常并不累及支气管。病原体先在肺泡引起炎症，经肺泡间孔向其他肺泡扩散，导致部分或整个肺段、肺叶发生炎症改变。致病菌多为肺炎链球菌。

(2)小叶性(支气管)肺炎：指病原体经支气管入侵，引起细支气管、终末细支气管和肺泡的炎症。病原体有肺炎链球菌、葡萄球菌、病毒、肺炎支原体以及军团菌等。常继发于其他疾病，如支气管炎、支气管扩张、上呼吸道病毒感染以及长期卧床的危重患者。

(3)间质性肺炎：以肺间质炎症为主，病变累及支气管壁及其周围组织，有肺泡壁增生及间质水肿。可由细菌、支原体、衣原体、病毒或肺孢子菌等引起。

2.病因分类

(1)细菌性肺炎：如肺炎链球菌、金黄色葡萄球菌、甲型溶血性链球菌、肺炎克雷伯杆菌、流感嗜血杆菌、铜绿假单胞菌、棒状杆菌、梭形杆菌等引起的肺炎。

(2)非典型病原体所致肺炎：如支原体、军团菌和衣原体等。

(3)病毒性肺炎：如冠状病毒、腺病毒、呼吸道合胞病毒、流感病毒、麻疹病毒、巨细胞病毒、单纯疱疹病毒等。

(4)真菌性肺炎：如白念珠菌、曲霉、放线菌等。

(5)其他病原体所致的肺炎：如立克次体、弓形虫、寄生虫等。

(6)理化因素所致的肺炎：如放射性损伤引起的放射性肺炎、胃酸吸入、药物等引起的化学性肺炎等。

3.患病环境分类

(1)社区获得性肺炎：是指在医院外罹患的感染性肺实质炎症，也称院外肺炎，包括具有明确潜伏期的病原体感染而在入院后平均潜伏期内发病的肺炎。常见致病菌为肺炎链球菌、流感嗜血杆菌、卡他莫拉菌和非典型病原体。

(2)医院获得性肺炎：简称医院内肺炎，是指患者入院时既不存在、也不处于潜伏期，而于入院 48 小时后在医院(包括老年护理院、康复院等)内发生的肺炎，也包括出院后 48 小时内发生的肺炎。无感染高危因素患者的常见病原体依次为肺炎链球菌、流感嗜血杆菌、金黄色葡萄球菌、铜绿假单胞菌、大肠埃希菌、肺炎克雷伯杆菌等；有感染高危因素患者的常见病原体依次为金黄色葡萄球菌、铜绿假单胞菌、肠杆菌属、肺炎克雷伯杆菌等。

### (二)病因及发病机制

正常的呼吸道免疫防御机制(支气管内黏液-纤毛运载系统、肺泡巨噬细胞防御的完整性等)使气管隆凸以下的呼吸道保持无菌。肺炎的发生主要由病原体和宿主两个因素决定。如果病原体数量多、毒力强和/或宿主呼吸道局部和全身免疫防御系统损害，即可发生肺炎。病原体可通过空气吸入、血行播散、邻近感染部位蔓延、上呼吸道定植菌的误吸引起社区获得性肺炎。医院获得性肺炎还可通过误吸胃肠道的定植菌(胃食管反流)和通过人工气道吸入环境中的致病菌引起。

## 二、肺炎链球菌肺炎

肺炎链球菌肺炎或称肺炎球菌肺炎，是由肺炎链球菌或称肺炎球菌所引起的肺炎，约占社区获得性肺炎的半数以上。通常急骤起病，以高热、寒战、咳嗽、血痰及胸痛为特征。X 线胸片呈肺段或肺叶急性炎性实变，近年来因抗菌药物的广泛使用，致使本病的起病方式、症状及 X 线改变均不典型。

### (一)临床表现

1.症状

起病多急骤,高热、寒战,全身肌肉酸痛,体温通常在数小时内升至39～40℃,高峰在下午或傍晚,或呈稽留热,脉率随之增速。可有患侧胸部疼痛,放射到肩部或腹部,咳嗽或深呼吸时加剧。痰少,可带血或呈铁锈色,食欲锐减,偶有恶心、呕吐、腹痛或腹泻,易被误诊为急腹症。

2.体征

患者呈急性病容,面颊绯红,鼻翼翕动,皮肤灼热、干燥,口角及鼻周有单纯疱疹;病变广泛时可出现发绀。有败血症者,可出现皮肤、黏膜出血点,巩膜黄染。早期肺部体征无明显异常,仅有胸廓呼吸运动幅度减小,叩诊稍浊,听诊可有呼吸音减低及胸膜摩擦音。肺实变时叩诊浊音、触觉语颤增强并可闻及支气管呼吸音。消散期可闻及湿啰音。心率增快,有时心律不齐。重症患者有肠胀气,上腹部压痛多与炎症累及膈胸膜有关。重症感染时可伴休克、急性呼吸窘迫综合征及神经精神症状,表现为神志模糊、烦躁、呼吸困难、嗜睡、谵妄、昏迷等。累及脑膜时有颈抵抗及出现病理性反射。

本病自然病程大致1～2周。发病5～10天,体温可自行骤降或逐渐消退;使用有效的抗菌药物后可使体温在1～3天恢复正常。患者的其他症状与体征亦随之逐渐消失。

### (二)护理

1.护理目标

体温恢复正常范围;患者呼吸平稳,发绀消失;症状减轻呼吸道通畅;疼痛减轻,感染控制未发生休克。

2.护理措施

(1)一般护理。①休息与环境:保持室内空气清新,病室保持适宜的温、湿度,环境安静、清洁、舒适。限制患者活动,限制探视,避免因谈话过多影响体力。要集中安排治疗和护理活动,保证足够的休息,减少氧耗量,缓解头痛、肌肉酸痛、胸痛等症状。②体位:协助或指导患者采取合适的体位。对有意识障碍患者,如病情允许可取半卧位,增加肺通气量;或侧卧位,以预防或减少分泌物吸入肺内。为促进肺扩张,每2小时变换体位1次,减少分泌物淤积在肺部而引起并发症。③饮食与补充水分:给予高热量、高蛋白质、高维生素、易消化的流质或半流质饮食,以补充高热引起的营养物质消耗。宜少食多餐,避免压迫膈肌。若有明显麻痹性肠梗阻或胃扩张，应暂时禁食，遵医嘱给予胃肠减压，直至肠蠕动恢复。鼓励患者多饮水（1～2 L/d），来补充发热、出汗和呼吸急促所丢失的水分，并利于痰液排出。轻症者无须静脉补液，脱水严重者可遵医嘱补液，补液有利于加快毒素排泄和热量散发，尤其是食欲差或不能进食者。心脏病或老年人应注意补液速度，过快过多易导致急性肺水肿。

(2)病情观察：监测患者神志、体温、呼吸、脉搏、血压和尿量，并做好记录。尤其应注意密切观察体温的变化。观察有无呼吸困难及发绀，及时适宜给氧。重点观察儿童、老年人、久病体弱者的病情变化，注意是否伴有感染性休克的表现。观察痰液颜色、性状和量，如肺炎链球菌肺炎呈铁锈色，葡萄球菌肺炎呈粉红色乳状，厌氧菌感染者痰液多有恶臭等。

(3)对症护理。①高热的护理：体温超过 37.5 ℃，应每 4 小时测体温 1 次，观察体温过高的早期症状和体征，体温突然升高或骤降时，应随时测量和记录，并及时报告医师。体温＞39 ℃时，要采取物理降温。降温效果不好可遵照医嘱选用适当的解热剂进行降温。患者出汗后应及时处理，保持皮肤的清洁和干燥，并注意保暖。鼓励多饮水。②咳嗽、咳痰的护理：协助和鼓励患者有效咳嗽、排痰，及时清除口腔和呼吸道内痰液、呕吐物。痰液黏稠不易咳出时，在病情允许情况下可扶患者坐起，给予拍背，协助咳痰，遵医嘱应用祛痰药以及超声雾化吸入，稀释痰液，促进痰的排出。必要时吸痰，预防窒息。吸痰前，注意告知病情。③气急发绀的护理：监测动脉血气分析值，给予吸氧，提高血氧饱和度，改善发绀，增加患者的舒适度。氧流量一般为每分钟4～6 L，若为 COPD 患者，应给予低流量低浓度持续吸氧。注意观察患者呼吸频率、节律、深度等变化，皮肤色泽和意识状态有无改变，如果病情恶化，准备气管插管和呼吸机辅助通气。④胸痛的护理：维持患者舒适的体位。患者胸痛时，常随呼吸、咳嗽加重，可采取患侧卧位，在咳嗽时可用枕头等物夹紧胸部，必要时用宽胶布固定胸廓，以降低胸廓活动度，减轻疼痛。疼痛剧烈者，遵医嘱应用镇痛、止咳药，缓解疼痛和改善肺通气，如口服可待因。⑤其他：鼓励患者经常漱口，做好口腔护理。口唇疱疹者局部涂液体石蜡或抗病毒软膏，防止继发感染。烦躁不安、谵妄、失眠者酌情使用地西泮或水合氯醛，禁用抑制呼吸的镇静药。

(4)感染性休克的护理。①观察休克的征象：密切观察生命体征、实验室检查和病情的变化。发现患者神志模糊、烦躁、发绀、四肢湿冷、脉搏细数、脉压变小、呼吸浅快、面色苍白、尿量减少（＜30 mL/h）等休克早期症状时，及时报告医师，采取救治措施。②环境与体位：应将感染性休克的患者安置在重症监护室，注意保暖和安全。取仰卧中凹位，抬高头胸部20°，抬高下肢约30°，有利于呼吸和静脉回流，增加心排血量。尽量减少搬动。③吸氧：应给高流量吸氧，维持动脉氧分压在8.0 kPa(60 mmHg)以上，改善缺氧状况。④补充血容量：快速建立两条静脉通路，遵医嘱给予右旋糖酐或平衡液以维持有效血容量，降低血液的黏稠度，防止弥散性血管内凝血。随时监测患者一般情况、血压、尿量、尿比重、血细胞比容等；监测中心静脉压，作为调整补液速度的指标，中心静脉压<5 $cmH_2O$可放心输液，达到10 $cmH_2O$应慎重。以中心静脉压不超过10 $cmH_2O$、尿量每小时在30 mL以上为宜。补液不宜过多过快，以免引起心力衰竭和肺水肿。若血容量已补足而24小时尿量仍<400 mL、尿比重<1.018时，应及时报告医师，注意是否合并急性肾衰竭。⑤纠正酸中毒：有明显酸中毒可静脉滴注5%的碳酸氢钠，因其配伍禁忌较多，宜单独输入。随时监测和纠正电解质和酸碱失衡等。⑥应用血管活性药物的护理：遵医嘱在应用血管活性药物，如多巴胺、间羟胺(阿拉明)时，滴注过程中应注意防止液体溢出血管外，引起局部组织坏死和影响疗效。可应用输液泵单独静脉输入血管活性药物，根据血压随时调整滴速，维持收缩压在12.0～13.3 kPa(90～100 mmHg)，保证重要器官的血液供应，改善微循环。⑦对因治疗：应联合、足量应用强有力的广谱抗生素控制感染。⑧病情转归观察：随时监测和评估患者意识、血压、脉搏、呼吸、体温、皮肤、黏膜、尿量的变化，判断病情转归。如患者神志逐渐清醒、皮肤及肢体变暖、脉搏有力、呼吸平稳规则、血压回升、尿量增多，预示病情已好转。

(5)用药护理：遵医嘱及时使用有效抗感染药物，注意观察药物疗效及不良反应。

抗菌药物治疗：一经诊断即应给予抗菌药物治疗，不必等待细菌培养结果。首选青霉素G，用药途径及剂量视病情轻重及有无并发症而定。对于成年轻症患者，可用240万U/d，分3次肌内注射，或用普鲁卡因青霉素每12小时肌内注射60万U；病情稍重者，宜用青霉素G每天240万～480万U，每6～8小时静脉滴注1次；重症及并发脑膜炎者，可增至每天1 000万～3 000万U，分4次静脉滴注；对青霉素过敏者或耐青霉素或多重耐药菌株感染者，可用呼吸氟喹诺酮类、头孢噻肟或头孢曲松等药物，多重耐药菌株感染者可用万古霉素、替考拉宁等。药物治疗48～72小时后应对病情进行评价，治疗有效表现为体温下降、症状改善、白细胞数量逐渐降低或恢复正常等。如用药72小时后病情仍无改善，需及时报告医师并作相应处理。药物不良反应及护理措施可参见表4-1。

**表 4-1 治疗肺炎常用抗感染药物的剂量及用法、主要不良反应和护理措施**

| 药名 | 剂量及用法 | 主要不良反应 | 注意事项和/或护理措施 |
| --- | --- | --- | --- |
| 青霉素 G | 40 万～80 万单位/次，肌内注射或静脉滴注，每天1～2 次，重症患者每天剂量可增至1 000 万～3 000 万 U | 变态反应最常见，以荨麻疹、药疹和血清样反应多见。最严重的是过敏性休克，另外可出现局部红肿、疼痛和硬结 | 1.仔细询问病史，对青霉素过敏者禁用，使用前要进行皮试；避免滥用和局部用药，避免在饥饿时注射，注射液要现用现配，同时要准备好急救药物和抢救设备，用药后需观察 30 分钟。一旦发生过敏性休克，应立即组织抢救<br>2.避免快速给药，注意皮疹及局部反应情况 |
| 苯唑西林 | 每次 0.5～1 g，空腹口服或肌内注射或静脉滴注，每 4～6 小时一次 | 不良反应少，除与青霉素 G 有交叉变态反应外，少数患者可出现口干、恶心、腹痛、腹胀、胃肠道反应 | 1.观察药物疗效及胃肠道反应，反应较重者可遵医嘱服用制酸剂等药物<br>2.注意变态反应的发生，变态反应的注意事项和/或护理措施同上 |
| 头孢呋辛 | 每次 0.75～1.5 g，肌内注射或静脉滴注，每天 3 次 | 不良反应较少，常见的是变态反应，多表现为皮疹，过敏性休克少见 | 注意观察用药疗效及皮疹出现情况 |
| 左氧氟沙星 | 每次 0.1 g，口服，每天 3 次 | 胃肠道反应 | 1.嘱患者餐后服药，注意观察用药效果，胃肠道反应较重者可遵医嘱加服制酸剂<br>2.儿童、孕妇、哺乳期妇女慎用或禁用 |
| 红霉素 | 每次 0.25～0.5 g，口服，每天3～4 次 | 胃肠道反应较多见，少数患者可发生肝损害、药疹、耳鸣、耳聋等反应 | 1.嘱患者餐后服药以减轻胃肠道反应，反应较重者及时报告医师<br>2.注意有无黄疸及肝大等情况，同时要检测肝功能<br>3.注意有无过敏性药疹、耳鸣、耳聋等反应 |
| 利巴韦林 | 0.8～1.0 g/d，分 3～4 次口服；或肌内注射或静脉滴注每天 10～15 mg/kg，分 2 次缓慢静脉滴注 | 少数患者可出现口干、稀便、白细胞减少等症状，另动物试验有致畸作用 | 注意监测血常规及消化道反应，发现异常及时向医师汇报。妊娠初期 3 个月内孕妇禁用 |

支持疗法：患者应卧床休息，注意补充足够蛋白质、热量及维生素。密切监测病情变化，注意防止休克。剧烈胸痛者，可酌情用少量镇痛药，如可待因

15 mg。不用阿司匹林或其他解热药，以免过度出汗、脱水及干扰真实热型，导致临床判断错误。鼓励饮水每天1～2 L，轻症患者不需要常规静脉输液，确有失水者可输液，保持尿比重<1.020，血清钠<145 mmol/L。中等或重症患者[$PaO_2$<8.0 kPa(60 mmHg)或有发绀]应给氧。若有明显麻痹性肠梗阻或胃扩张，应暂时禁食、禁饮和胃肠减压，直至肠蠕动恢复。烦躁不安、谵妄、失眠者酌用地西泮5 mg或水合氯醛1～1.5 g，禁用抑制呼吸的镇静药。

并发症的处理：经抗菌药物治疗后，高热常在24小时内消退，或数天内逐渐下降。若体温降而复升或3天后仍不降者，应考虑肺炎链球菌的肺外感染，如脓胸、心包炎或关节炎等。持续发热的其他原因尚有耐青霉素的肺炎链球菌(PRSP)或混合细菌感染、药物热或并存其他疾病。肿瘤或异物阻塞支气管时，经治疗后肺炎虽可消散，但阻塞因素未除，肺炎可再次出现。约10%～20%肺炎链球菌肺炎伴发胸腔积液者，应酌情取胸液检查及培养以确定其性质。若治疗不当，约5%并发脓胸，应积极排脓引流。

(6)心理护理：患病前健康状态良好的患者会因突然患病而焦虑不安；病情严重或患有慢性基础疾病的患者则可能出现消极、悲观和恐慌的心理反应。要耐心给患者讲解疾病的有关知识，解释各种症状和不适的原因，讲解各项诊疗、护理操作目的、操作程序和配合要点，使患者清楚大部分肺炎治疗、预后良好。询问和关心患者的需要，鼓励患者说出内心感受，与患者进行有效的沟通。帮助患者祛除不良心理反应，树立治愈疾病的信心。

(7)健康指导。①疾病知识指导：让患者及家属了解肺炎的病因和诱因，有皮肤疖、痈、伤口感染、毛囊炎、蜂窝织炎时应及时治疗。避免受凉、淋雨、酗酒和过度疲劳，特别是年老体弱和免疫功能低下者，如糖尿病、慢性肺病、慢性肝病、血液病、营养不良、艾滋病等。天气变化时随时增减衣服，预防上呼吸道感染。可注射流感或肺炎免疫疫苗，使之产生免疫力。②生活指导：劝导患者要注意休息，劳逸结合，生活有规律。保证摄取足够的营养物质，适当参加体育锻炼，增强机体抗病能力。对有意识障碍、慢性病、长期卧床者，应教会家属注意帮助患者经常改变体位、翻身、拍背，协助并鼓励患者咳出痰液，有感染征象时及时就诊。③出院指导：出院后需继续用药者，应指导患者遵医嘱按时服药，向患者介绍所服药物的疗效、用法、疗程、不良反应，不能自行停药或减量。教会患者观察疾病复发症状，如出现发热、咳嗽、呼吸困难等不适表现时，应及时就诊。告知患者随诊的时间及需要准备的有关资料，如X线胸片等。

3.护理评价

患者体温恢复正常;能进行有效咳嗽,痰容易咳出,显示咳嗽次数减少或消失,痰量减少;休克发生时及时发现并给予及时的处理。

## 三、其他类型肺炎

### (一)葡萄球菌肺炎

葡萄球菌肺炎是由葡萄球菌引起的急性肺部化脓性炎症。葡萄球菌的致病物质主要是毒素与酶,具有溶血、坏死、杀白细胞和致血管痉挛等作用。其致病力可用血浆凝固酶来测定,阳性者致病力较强,是化脓性感染的主要原因。但其他凝固酶阴性的葡萄球菌亦可引起感染。随着医院内感染的增多,由凝固酶阴性葡萄球菌引起的肺炎也不断增多。医院获得性肺炎中,葡萄球菌感染占11%～25%。常发生于有糖尿病、血液病、艾滋病、肝病或慢性阻塞性肺疾病等原有基础疾病者。若治疗不及时或不当,病死率甚高。

1.临床表现

(1)症状:起病多急骤,寒战、高热,体温高达 39～40 ℃,胸痛,咳大量脓性痰,带血丝或呈脓血状。全身肌肉和关节酸痛,精神萎靡,病情严重者可出现周围循环衰竭。院内感染者常起病隐袭,体温逐渐上升,咳少量脓痰。老年人症状可不明显。

(2)体征:早期可无体征,晚期可有双肺散在湿啰音。病变较大或融合时可出现肺实变体征。但体征与严重的中毒症状和呼吸道症状不平行。

2.治疗要点

早期清除原发病灶,积极抗感染治疗,加强支持疗法,预防并发症。通常首选耐青霉素酶的半合成青霉素或头孢菌素,如苯唑西林、头孢呋辛等。用法、剂量等可见表 4-1。对甲氧西林耐药株可用万古霉素、替考拉宁等治疗。疗程约2～3 周,有并发症者需 4～6 周。

### (二)肺炎支原体肺炎

肺炎支原体肺炎是由肺炎支原体引起的呼吸道和肺部的急性炎症。常同时有咽炎、支气管炎和肺炎。肺炎支原体是介于细菌和病毒之间,兼性厌氧、能独立生活的最小微生物。健康人吸入患者咳嗽、打喷嚏时喷出的口鼻分泌物可感染,即通过呼吸道传播。病原体通常吸附宿主呼吸道纤毛上皮细胞表面,不侵入肺实质,抑制纤毛活动和破坏上皮细胞。其致病性可能与患者对病原体及其代谢产物的变态反应有关。支原体肺炎约占非细菌性肺炎的 1/3 以上,或各种原因引起的肺炎的10%。以秋冬季发病较多,可散发或小流行,患者以儿童和青年人居多,婴儿间质性肺炎亦应考虑本病的可能。

1.临床表现

(1)症状:通常起病缓慢,潜伏期2～3周,症状主要为乏力、咽痛、头痛、咳嗽、发热、食欲缺乏、肌肉酸痛等。多为刺激性咳嗽,咳少量黏液痰,发热可持续2～3周,体温恢复正常后可仍有咳嗽。偶伴有胸骨后疼痛。

(2)体征:可见咽部充血、颈部淋巴结肿大等体征。肺部可无明显体征,与肺部病变的严重程度不相称。

2.治疗要点

肺炎支原体肺炎首选大环内酯类抗生素,如红霉素,用法、剂量等可见表4-1。疗程一般为2～3周。

### (三)病毒性肺炎

病毒性肺炎是由上呼吸道病毒感染,向下蔓延所致的肺部炎症。常见病毒为甲、乙型流感病毒、腺病毒、副流感病毒、呼吸道合胞病毒和冠状病毒等。患者可同时受一种以上病毒感染,气道防御功能降低,常继发细菌感染。病毒性肺炎为吸入性感染,常有气管-支气管炎。呼吸道病毒通过飞沫与直接接触而迅速传播,可暴发或散发流行。病毒性肺炎约占需住院的社区获得性肺炎的8%,大多发生于冬春季节。密切接触的人群或有心肺疾病者、老年人等易受感染。

1.临床表现

(1)症状:一般临床症状较轻,与支原体肺炎症状相似。起病较急,发热、头痛、全身酸痛、乏力等较突出。有咳嗽、少痰或白色黏液痰、咽痛等症状。老年人或免疫功能受损的重症患者,可表现为呼吸困难、发绀、嗜睡、精神萎靡,甚至并发休克、心力衰竭和呼吸衰竭,严重者可发生急性呼吸窘迫综合征。

(2)体征:本病常无显著的胸部体征,病情严重者有呼吸浅速、心率增快、发绀、肺部干湿啰音。

2.治疗要点

病毒性肺炎以对症治疗为主,板蓝根、黄芪、金银花、连翘等中药有一定的抗病毒作用。对某些重症病毒性肺炎应采用抗病毒药物,如选用利巴韦林、阿昔洛韦等。

### (四)真菌性肺炎

肺部真菌感染是最常见的深部真菌病。真菌感染的发生是机体与真菌相互作用的结果，最终取决于真菌的致病性、机体的免疫状态及环境条件对机体与真菌之间关系的影响。广谱抗生素、糖皮质激素、细胞毒药物及免疫抑制剂的广泛使用，人类免疫缺陷病毒(HIV)感染和艾滋病增多使肺部真菌感染的机会增加。

1.临床表现

真菌性肺炎多继发于长期应用抗生素、糖皮质激素、免疫抑制剂、细胞毒药物或因长期留置导管、插管等诱发，其症状和体征无特征性变化。

2.治疗要点

真菌性肺炎目前尚无理想的药物，两性霉素 B 对多数肺部真菌仍为有效药物，但由于其不良反应较多，使其应用受到限制。其他药物尚有氟胞嘧啶、米康唑、酮康唑、制霉菌素等也可选用。

**(五)重症肺炎**

目前重症肺炎还没有普遍认同的标准，各国诊断标准不一，但都注重肺部病变的范围、器官灌注和氧合状态。我国制定的重症肺炎标准为：①意识障碍。②呼吸频率>30 次/分。③$PaO_2$<8.0 kPa(60 mmHg)，$PO_2/FiO_2$<300，需行机械通气治疗。④血压<12.0/8.0 kPa (90/60 mmHg)。⑤胸片显示双侧或多肺叶受累，或入院48 小时内病变扩大≥50%。⑥少尿：尿量<20 mL/h，或每4 小时<80 mL，或急性肾衰竭需要透析治疗。

## 第三节　慢性阻塞性肺疾病

慢性阻塞性肺疾病(chronic obstructive pulmonary disease，COPD)是一种以不完全可逆性气流受限为特征，呈进行性发展的肺部疾病。COPD 是呼吸系统疾病中的常见病和多发病，由于其患病人数多，死亡率高，社会经济负担重，已成为一个重要的公共卫生问题。

### 一、病因及发病机制

确切的病因不清，可能与下列因素有关。

**(一)吸烟**

吸烟是最危险的因素。国内外的研究均证明吸烟与慢性支气管炎(简称慢支)的发生有密切关系,吸烟者慢性支气管炎的患病率比不吸烟者高2～8倍,吸烟时间越长,量越大,COPD患病率越高。烟草中的多种有害化学成分,可损伤气道上皮细胞使巨噬细胞吞噬功能降低和纤毛运动减退;黏液分泌增加,使气道净化能力减弱;支气管黏膜充血水肿、黏液积聚,而易引起感染。慢性炎症及吸烟刺激黏膜下感受器,引起支气管平滑肌收缩,气流受限。烟草、烟雾还可使氧自由基增多,诱导中性粒细胞释放蛋白酶,抑制抗蛋白酶系统,使肺弹力纤维受到破坏,诱发肺气肿形成。

#### (二)职业性粉尘和化学物质

职业性粉尘及化学物质,如烟雾、变应原、工业废气及室内污染空气等,浓度过大或接触时间过长,均可导致与吸烟无关的COPD。

#### (三)空气污染

大气污染中的有害气体(如二氧化硫、二氧化氮、氯气等)可损伤气道黏膜,并有细胞毒作用,使纤毛清除功能下降,黏液分泌增多,为细菌感染创造条件。

#### (四)感染

感染是COPD发生、发展的重要因素之一。长期、反复感染可破坏气道正常的防御功能,损伤细支气管和肺泡。主要病毒为流感病毒、鼻病毒和呼吸道合胞病毒等;细菌感染以肺炎链球菌、流感嗜血杆菌、卡他莫拉菌及葡萄球菌为多见,支原体感染也是重要因素之一。

#### (五)蛋白酶-抗蛋白酶失衡

蛋白酶对组织有损伤和破坏作用;抗蛋白酶对弹性蛋白酶等多种蛋白酶有抑制功能。在正常情况下,弹性蛋白酶与其抑制因子处于平衡状态。其中$\alpha_1$-抗胰蛋白酶($\alpha_1$-AT)是活性最强的一种。蛋白酶增多和抗蛋白酶不足均可导致组织结构破坏产生肺气肿。

#### (六)其他

机体内在因素如呼吸道防御功能及免疫功能降低、自主神经功能失调、营养、气温的突变等都可能参与COPD的发生、发展。

### 二、临床表现

#### (一)症状

1.慢性咳嗽

晨间起床时咳嗽明显,白天较轻,睡眠时有阵咳或排痰。随病程发展可终生不愈。

2.咳痰

一般为白色黏液或浆液性泡沫痰，偶可带血丝，清晨排痰较多。急性发作伴有细菌感染时，痰量增多，可有脓性痰。

3.气短或呼吸困难

早期仅在体力劳动或上楼等活动时出现，随着病情发展逐渐加重，日常活动甚至休息时也感到气短。气短或呼吸困难是 COPD 的标志性症状。

4.喘息和胸闷

重度患者或急性加重时出现喘息，甚至静息状态下也感气促。

5.其他

晚期患者有体重下降，食欲减退等全身症状。

### （二）体征

早期可无异常，随疾病进展慢性支气管炎病例可闻及干啰音或少量湿啰音。有喘息症状者可在小范围内出现轻度哮鸣音。肺气肿早期体征不明显，随疾病进展出现桶状胸，呼吸活动减弱，触觉语颤减弱或消失；叩诊呈过清音，心浊音界缩小或不易叩出，肺下界和肝浊音界下移，听诊心音遥远，两肺呼吸音普遍减弱，呼气延长，并发感染时，可闻及湿啰音。

## 三、COPD 严重程度分级及病程分期

### （一）COPD 严重程度分级

根据第一秒用力呼气容积占用力肺活量的百分比（$FEV_1/FVC\%$）、第一秒用力呼气容积占预计值百分比（$FEV_1\%$预计值）和症状对 COPD 的严重程度做出分级（表 4-2）。

### （二）COPD 病程分期

COPD 按病程可分为急性加重期和稳定期，前者指在短期内咳嗽、咳痰、气短和/或喘息加重、脓痰量增多，可伴发热等症状；稳定期指咳嗽、咳痰、气短症状稳定或轻微。

## 四、护理

### （一）护理目标

患者痰能咳出，喘息缓解；活动耐力增强；营养得到改善；焦虑减轻。

表 4-2 慢性阻塞性肺疾病的严重程度分级

| 分级 | 分级标准 | 分级 | 分级标准 |
| --- | --- | --- | --- |
| 0 级:高危 | 有罹患 COPD 的危险因素<br>肺功能在正常范围<br>有慢性咳嗽、咳痰症状 | Ⅲ级:重度 | $FEV_1/FVC<70\%$<br>$30\%\leqslant FEV_1<50\%$预计值<br>有或无慢性咳嗽、咳痰症状 |
| Ⅰ级:轻度 | $FEV_1/FVC<70\%$<br>$FEV_1\geqslant 80\%$预计值<br>有或无慢性咳嗽、咳痰症状 | Ⅳ级:极重度 | $FEV_1/FVC<70\%$<br>$FEV_1<30\%$预计值<br>或 $FEV_1<50\%$预计值,伴慢性呼吸衰竭 |
| Ⅱ级:中度 | $FEV_1/FVC<70\%$<br>$50\%\leqslant FEV_1<80\%$预计值<br>有或无慢性咳嗽、咳痰症状 | | |

### (二)护理措施

#### 1.一般护理

(1)休息和活动:患者采取舒适的体位,晚期患者宜采取身体前倾位,使辅助呼吸肌参与呼吸。发热、咳喘时应卧床休息,视病情安排适当的活动量,活动以不感到疲劳、不加重症状为宜。室内保持合适的温湿度,冬季注意保暖,避免直接吸入冷空气。

(2)饮食护理:呼吸功的增加可使热量和蛋白质消耗增多,导致营养不良。应制订出高热量、高蛋白、高维生素的饮食计划。正餐进食量不足时,应安排少量多餐,避免餐前和进餐时过多饮水。餐后避免平卧,有利于消化。为减少呼吸困难,保存能量,患者饭前至少休息 30 分钟。每天正餐应安排在患者最饥饿、休息最好的时间。指导患者采用缩唇呼吸和腹式呼吸减轻呼吸困难。为促进食欲,提供给患者舒适的就餐环境和喜爱的食物,餐前及咳痰后漱口,保持口腔清洁;腹胀的患者应进软食,细嚼慢咽。避免进食产气的食物,如汽水、啤酒、豆类、马铃薯和胡萝卜等;避免易引起便秘的食物,如油煎食物、干果、坚果等。如果患者通过进食不能吸收足够的营养,可应用管喂饮食或全胃肠外营养。

#### 2.病情观察

观察咳嗽、咳痰的情况,痰液的颜色、量及性状,咳痰是否顺畅;呼吸困难的程度,能否平卧,与活动的关系,有无进行性加重;患者的营养状况、肺部体征及有无慢性呼吸衰竭、自发性气胸、慢性肺源性心脏病等并发症产生。监测动脉血气分析和水、电解质、酸碱平衡情况。

3.氧疗的护理

呼吸困难伴低氧血症者，遵医嘱给予氧疗。一般采用鼻导管持续低流量吸氧，氧流量 1～2 L/min。COPD 患者因长期二氧化碳潴留，主要靠缺氧刺激呼吸中枢，如果吸入高浓度的氧，反而会导致呼吸频率和幅度降低，引起二氧化碳潴留。而持续低流量吸氧维持 $PaO_2$≥8.0 kPa (60 mmHg)，既能改善组织缺氧，也可防止因缺氧状态解除而抑制呼吸中枢。护理人员应密切注意患者吸氧后的变化，如观察患者的意识状态、呼吸的频率及幅度、有无窒息或呼吸停止和动脉血气复查结果。氧疗有效指标：患者呼吸困难减轻、呼吸频率减慢、发绀减轻、心率减慢、活动耐力增加。

对 COPD 慢性呼吸衰竭者提倡进行长期家庭氧疗(LTOT)。LTOT 为持续低流量吸氧它能改变疾病的自然病程，改善生活质量。LTOT 是指一昼夜吸入低浓度氧 15 小时以上，并持续较长时间，使 $PaO_2$ ≥8.0 kPa (60 mmHg)，或 $SaO_2$ 升至 90%的一种氧疗方法。LTOT 指征：①$PaO_2$ ≤7.3 kPa(55 mmHg)或 $SaO_2$≤88%，有或没有高碳酸血症。②$PaO_2$ 为 7.3～8.0 kPa(55～60 mmHg)或 $SaO_2$<88%，并有肺动脉高压、心力衰竭所致的水肿或红细胞增多症(血细胞比容>0.55)。LTOT 对血流动力学、运动耐力、肺生理和精神状态均会产生有益的影响，从而提高 COPD 患者的生活质量和生存率。

4.用药护理

(1)稳定期治疗用药。①支气管舒张药：短期应用以缓解症状，长期规律应用预防和减轻症状。常选用 $\beta_2$ 肾上腺素受体激动剂、抗胆碱药、氨茶碱或其缓(控)释片。②祛痰药：对痰不易咳出者可选用盐酸氨溴索或羧甲司坦。

(2)急性加重期的治疗用药：使用支气管舒张药及对低氧血症者进行吸氧外，应根据病原菌类型及药物敏感情况合理选用抗生素治疗。如给予 β 内酰胺类/β 内酰胺酶抑制剂；第二代头孢菌素、大环内酯类或喹诺酮类。如出现持续气道阻塞，可使用糖皮质激素。

(3)遵医嘱应用抗生素，支气管舒张药，祛痰药物，注意观察疗效及不良反应。

5.呼吸功能锻炼

COPD 患者需要增加呼吸频率来代偿呼吸困难，这种代偿多数是依赖于辅助呼吸肌参与呼吸，即胸式呼吸，而非腹式呼吸。然而胸式呼吸的有效性要低于腹式呼吸，患者容易疲劳。因此，护理人员应指导患者进行缩唇呼气、腹式呼吸、膈肌起搏(体外膈神经电刺激)、吸气阻力器等呼吸锻炼,以加强胸、膈呼吸肌肌力和耐力,改善呼吸功能。

(1)缩唇呼吸:缩唇呼吸的技巧是通过缩唇形成的微弱阻力来延长呼气时间,增加气道压力,延缓气道塌陷。患者闭嘴经鼻吸气,然后通过缩唇(吹口哨样)缓慢呼气,同时收缩腹部。吸气与呼气时间比为1∶2或1∶3。缩唇大小程度与呼气流量,以能使距口唇15～20 cm处,与口唇等高点水平的蜡烛火焰随气流倾斜又不至于熄灭为宜。

(2)膈式或腹式呼吸:患者可取立位、平卧位或半卧位,两手分别放于前胸部和上腹部。用鼻缓慢吸气时,膈肌最大程度下降,腹肌松弛,腹部凸出,手感到腹部向上抬起。呼气时用口呼出,腹肌收缩,膈肌松弛,膈肌随腹腔内压增加而上抬,推动肺部气体排出,手感到腹部下降。

另外,可以在腹部放置小枕头、杂志或书锻炼腹式呼吸。如果吸气时,物体上升,证明是腹式呼吸。缩唇呼吸和腹式呼吸每天训练3～4次,每次重复8～10次。腹式呼吸需要增加能量消耗,因此指导患者只能在疾病恢复期如出院前进行训练。

6.心理护理

COPD患者因长期患病,社会活动减少、经济收入降低等方面发生的变化,容易形成焦虑和压抑的心理状态,失去自信,躲避生活。也可由于经济原因,患者可能无法按医嘱常规使用某些药物,只能在病情加重时应用。医护人员应详细了解患者及其家庭对疾病的态度,关心体贴患者,了解患者心理、性格、生活方式等方面发生的变化,与患者和家属共同制订和实施康复计划,定期进行呼吸肌功能锻炼、合理用药等,减轻症状,增强患者战胜疾病的信心;对表现焦虑的患者,教会患者缓解焦虑的方法,如听轻音乐、下棋、做游戏等娱乐活动,以分散注意力,减轻焦虑。

7.健康指导

(1)疾病知识指导:使患者了解COPD的相关知识,识别和消除使疾病恶化的因素,戒烟是预防COPD的重要且简单易行的措施,应劝导患者戒烟;避免粉尘和刺激性气体的吸入;避免和呼吸道感染患者接触,在呼吸道传染病流行期间,尽量避免去人群密集的公共场所。指导患者要根据气候变化,及时增减衣物,避免受凉感冒。学会识别感染或病情加重的早期症状,尽早就医。

(2)康复锻炼:使患者理解康复锻炼的意义,充分发挥患者进行康复的主观能动性,制订个体化的锻炼计划,选择空气新鲜、安静的环境,进行步行、慢跑、气功等体育锻炼。在潮湿、大风、严寒气候时,避免室外活动。教会患者和家属依据呼吸困难与活动之间的关系,判断呼吸困难的严重程度,以便合理的安排工作和生活。

(3)家庭氧疗:对实施家庭氧疗的患者,护理人员应指导患者和家属做到以下几点。①了解氧疗的目的、必要性及注意事项;注意安全,供氧装置周围严禁烟火,防止氧气燃烧爆炸;吸氧鼻导管需每天更换,以防堵塞,防止感染;氧疗装置定期更换、清洁、消毒。②告诉患者和家属宜采取低流量(氧流量 1~2 L/min 或氧浓度 25%~29%)吸氧,且每天吸氧的时间不宜少于 10~15 小时,因夜间睡眠时,部分患者低氧血症更为明显,故夜间吸氧不宜间断;监测氧流量,防止随意调高氧流量。

(4)心理指导:引导患者适应慢性病并以积极的心态对待疾病,培养生活乐趣,如听音乐、养花种草等爱好,以分散注意力,减少孤独感,缓解焦虑、紧张的精神状态。

### (三)护理评价

患者 $PaO_2$ 和 $PaCO_2$ 维持在正常范围内;能坚持药物治疗;能演示缩唇呼吸和腹式呼吸技术;呼吸困难发作时能采取正确体位,使用节能法;清除过多痰液,保持呼吸道通畅;使用控制咳嗽方法;增加体液摄入;减少症状恶化;根据身高和年龄维持正常体重;减少急诊就诊和入院的次数。

## 第四节 呼吸衰竭

呼吸衰竭是各种原因引起的肺通气和/或换气功能严重障碍,以致在静息条件下亦不能维持有效的气体交换,导致缺氧伴(或不伴)二氧化碳潴留,引起一系列生理功能和代谢紊乱的临床综合征。即在海平面大气压、静息状态下,呼吸室内空气,排除心内解剖分流和原发心排血量降低等情况后,动脉血氧分压($PaO_2$)<8.0 kPa(60 mmHg),伴(或不伴)有二氧化碳分压($PaCO_2$)>6.7 kPa(50 mmHg),即为呼吸衰竭,简称呼衰。

## 一、病因及发病机制

### (一)病因

导致呼吸衰竭的原因很多,参与呼吸运动的任何环节,包括呼吸中枢、运动神经、肌肉、胸廓、胸膜、肺和气道的病变都会导致呼吸衰竭的发生。临床常见的病因如下。

1.呼吸系统疾病

(1)上呼吸道梗阻、气管-支气管炎、支气管哮喘、呼吸道肿瘤等引起气道阻塞,导致通气不足或伴有气体分布不匀,引起通气/血流比例失调。

(2)肺组织病变,如肺部感染、重症肺结核、肺气肿、弥漫性肺纤维化、肺水肿、急性呼吸窘迫综合征(ARDS)、硅肺等导致有效呼吸面积减少,肺顺应性下降。

(3)胸廓病变,如胸廓畸形、外伤、手术创伤、气胸和大量胸腔积液等影响换气功能;肺血管疾病,如肺血管栓塞、肺毛细血管瘤等引起通气/血流比例失调。

2.神经系统及呼吸肌病变

如脑血管病变、脑炎、脑外伤、药物中毒、电击等直接或间接抑制呼吸中枢;脊髓灰质炎、多发性神经炎、重症肌无力等导致呼吸肌无力和麻痹,因呼吸动力下降引起通气不足。

慢性呼吸衰竭是指原有慢性疾病,包括呼吸和神经肌肉系统疾病等,导致呼吸功能损害逐渐加重,经过较长时间才发展为呼吸衰竭。在引起慢性呼吸衰竭的病因中,以支气管-肺疾病为最多见,如 COPD、重症肺结核、肺间质纤维化、尘肺等。胸廓及神经肌肉病变亦可导致慢性呼吸衰竭的发生。

### (二)发病机制

缺氧和二氧化碳潴留发生的主要机制为肺泡通气量不足,通气/血流比例失调,以及气体弥散障碍。

1.肺泡通气不足

COPD 可引起气道阻力增加,呼吸动力减弱,生理无效腔增加,最终导致肺泡通气不足。肺泡通气不足引起缺氧和二氧化碳潴留。

2.通气/血流比例失调

通气/血流比例失调是造成低氧血症最常见的原因。正常每分钟肺泡通气量(V)为 4 L,肺毛细血管血流量(Q)为 5 L,两者之比(V/Q)在正常情况下应保持在 0.8，才能保证有效的气体交换。若 V/Q<0.8，则静脉血不能充分氧合，形成肺动-静脉分流；若 V/Q>0.8，吸入气体则不能与血液进行有效的气体交换，即生理无效腔增多。V/Q 失调通常只引起缺氧而无二氧化碳潴留。

3.弥散障碍

肺内气体交换是通过弥散过程来实现的。弥散过程受多种因素影响，如弥散面积、肺泡膜的厚度、气体的弥散能力、气体分压差等。氧的弥散能力仅为二氧化碳的 1/20，故弥散障碍主要影响氧的交换，产生单纯缺氧。

## 二、分类

### (一)按动脉血气分析分类

1.1 型呼吸衰竭

1 型呼吸衰竭有缺氧但无二氧化碳潴留，即 $PaO_2$<8.0 kPa(60 mmHg)、$PaCO_2$ 降低或正常，见于存在换气功能障碍(通气/血流比例失调、弥散功能损害和肺动-静脉分流)的患者，如 ARDS 等。

2.2 型呼吸衰竭

2 型呼吸衰竭有缺氧同时伴二氧化碳潴留，即 $PaO_2$<8.0 kPa(60 mmHg)、$PaCO_2$>6.7 kPa(50 mmHg)，由肺泡通气不足所致，单纯通气不足，缺氧和二氧化碳潴留的程度是平行的，若伴换气功能损害，则缺氧更为严重，如 COPD。

### (二)按发病急缓分类

1.急性呼吸衰竭

急性呼吸衰竭是指呼吸功能原来正常，由于多种突发致病因素使通气或换气功能迅速出现严重损害，在短时间内发展为呼吸衰竭。

2.慢性呼吸衰竭

慢性呼吸衰竭多发生在一些慢性疾病，主要是在呼吸和神经肌肉系统疾病的基础上，导致呼吸功能损害逐渐加重，经过较长时间才发展为呼吸衰竭。

### (三)按发病机制分类

1.泵衰竭

泵衰竭由呼吸泵(驱动或制约呼吸运动的神经、肌肉和胸廓)功能障碍引起。

2.肺衰竭

肺衰竭是由肺组织及肺血管病变或气道阻塞引起。

## 三、临床表现

### （一）症状

除原发病症状外，主要是缺氧和二氧化碳潴留引起的呼吸困难和多脏器功能紊乱的表现。

1.呼吸困难

呼吸困难是最早、最突出的症状，患者可出现呼吸频率、节律和深度的改变。表现为呼吸浅促、点头、提肩呼吸，或出现“三凹征”。严重者，有呼吸节律的改变，如中枢性呼吸衰竭呈潮式、间歇或抽泣样呼吸；严重肺心病并发呼吸衰竭二氧化碳麻醉时，可出现浅慢呼吸。

2.发绀

发绀是缺氧的典型症状，当动脉血氧饱和度（$SaO_2$）＜90％时，可在口唇、甲床等处出现发绀。因发绀的程度与还原血红蛋白含量相关，故伴有严重贫血或出血者，发绀可不显露，而COPD的患者，由于红细胞数量增多，发绀则更明显。

3.精神神经症状

慢性呼吸衰竭的精神症状不如急性呼吸衰竭明显，多表现为智力或定向功能障碍。缺氧早期由于脑血管扩张、血流量增加，出现搏动性头痛，继而注意力分散，智力或定向力减退；随着缺氧程度的加重，患者可逐渐出现烦躁不安、神志恍惚，进而嗜睡、昏迷。二氧化碳潴留常表现出先兴奋后抑制的症状，兴奋症状包括多汗、烦躁不安、白天嗜睡、夜间失眠等；二氧化碳潴留加重时，中枢神经系统则表现出抑制作用，患者出现神志淡漠、肌肉震颤或扑翼样震颤、间歇抽搐、昏睡、昏迷等称“肺性脑病”。

4.心血管系统症状

二氧化碳潴留使外周浅表静脉充盈、皮肤充血、温暖多汗。早期，由于心排血量增多，患者可有心率增快、血压升高；后期出现周围循环衰竭、血压下降、心率减慢和心律失常，同时，由于长期的慢性缺氧和二氧化碳潴留引起肺动脉高压，患者可出现右心衰竭的症状。

### （二）体征

主要为缺氧和二氧化碳潴留的表现。除与症状共有的表现外，可见外周浅表静脉充盈，皮肤温暖、面色潮红、多汗，球结膜充血水肿。部分患者可见视盘水肿，瞳孔缩小，腱反射减弱或消失，锥体束征阳性等。

## 四、护理

### (一)护理目标

患者呼吸困难缓解,发绀减轻或消失;气道通畅,痰能排出,痰鸣音明显减少或消失;精神状态好转,神志逐渐清醒;体重增加,营养状态好转;能够与医护人员有效沟通,并积极配合治疗护理;各种紊乱得以纠正,并发症能被及时发现并采取相应措施。

### (二)护理措施

本病为临床急症,一旦发现,应立即采取有效措施。处理原则是在保持呼吸道通畅的条件下,改善缺氧,纠正二氧化碳潴留以及代谢功能紊乱,防止多器官功能损害,从而为基础疾病和诱发因素的治疗争取时间和创造条件。慢性呼吸衰竭死亡率的高低,与能否早期诊断、合理治疗与护理有密切关系。

1.改善呼吸,保持气道通畅

(1)休息与体位:协助患者取半卧位,以利于增加通气量。注意室内空气清新、温暖,定时消毒,防止交叉感染。

(2)清除呼吸道分泌物:注意清除口咽部分泌物或胃内反流物,预防呕吐物反流入气管。要鼓励患者多饮水和用力咳嗽排痰;对咳嗽无力者应定时帮助翻身、拍背,边拍边鼓励排痰。可遵医嘱给予口服祛痰剂,无效时采用雾化吸入的方法以湿化气道。对昏迷患者则定时使用无菌多孔导管吸痰,以保持呼吸道通畅。

(3)缓解支气管痉挛:遵医嘱应用支气管扩张剂,以松弛支气管平滑肌,减少气道阻力,改善通气功能。

(4)控制感染:呼吸衰竭时,呼吸道分泌物积滞常易导致继发感染而加重呼吸困难。因此,在保持呼吸道引流通畅的前提下,根据痰菌培养和药敏试验结果,选择有效的抗生素控制呼吸道感染十分重要。在实施氧疗、气管插管、气管切开、建立人工气道进行机械通气的过程中,必须注意无菌操作,并注意保暖和口腔清洁,以防呼吸道感染。

(5)建立人工气道:对于病情严重又不能配合,昏迷或呼吸道大量痰液潴留伴有窒息危险,全身状态较差,明显无力,或动脉血二氧化碳分压进行性增高的患者,应及时建立人工气道和机械通气支持。

(6)鼻插管护理:为避免气管插管及气管切开,近年来多采用经鼻插管。经鼻插管的患者耐受性好,可停留较长时间,并减少了并发症的发生。①插管前将塑料导管经 30 ℃加温使之变软，使之易于经鼻腔从鼻孔插入气道，减少插管对气道的机械损伤。②因管腔长，吸痰管必须超过导管顶端，吸痰时边抽边旋转吸痰，将深部分泌物吸出。③充分湿化气道使痰液稀释，以利清除，防止管腔阻塞。④塑料导管气囊压力较好，每天仅需放气 1～2 次，气囊可减少口咽分泌物进入下呼吸道。

2.合理给氧

通过增加吸氧浓度，提高肺泡内氧分压（$PaO_2$），进而提高 $PaO_2$ 和 $SaO_2$，可纠正缺氧和改善呼吸功能。目前多采用鼻导管、鼻塞或面罩给氧，配合机械通气可气管内给氧。

(1)对于低氧血症伴高碳酸血症者，应低流量（1～2 L/min）、低浓度（25%～29%）持续给氧，主要原因：在缺氧伴高碳酸血症的慢性呼吸衰竭患者，其呼吸中枢化学感受器对二氧化碳的反应性差，此时呼吸的维持主要依靠缺氧对颈动脉窦和主动脉体化学感受器的兴奋作用；若吸入高浓度氧，$PaO_2$ 迅速上升，使外周化学感受器失去了缺氧的刺激，其结果是患者的呼吸变慢变浅，肺泡通气量下降，$PaCO_2$ 随即迅速上升，严重时可陷入二氧化碳麻醉状态，病情加重。在使用呼吸兴奋剂刺激通气或使用辅助呼吸机改善通气时，吸入氧浓度可稍高。

(2)对低氧血症不伴高碳酸血症者，应予以高浓度吸氧（>35%），使 $PaO_2$ 提高到 8.0 kPa（60 mmHg）或 $SaO_2$ 在 90%以上。此类患者的主要病变是氧合障碍，由于通气量足够，高浓度吸氧后，不会引起二氧化碳潴留。

(3)给氧过程中，若呼吸频率正常、心率减慢、发绀减轻、尿量增多、神志清醒、皮肤转暖，提示组织缺氧改善，氧疗有效。当患者发绀消失、神志清楚、精神好转、$PaO_2$>8.0 kPa（60 mmHg），$PaCO_2$<6.7 kPa（50 mmHg）时，可考虑终止氧疗。停止吸氧前必须间断吸氧，以后逐渐停止氧疗。

3.加强病情观察

(1)注意生命体征和意识改变，随时发现病情变化，及时报告医师。

(2)加强安全防范措施。因患者常有烦躁、抽搐、神志恍惚等现象，故应加强安全防范措施，如加床栏等，以防受伤。

4.理解关心患者，促进身心休息

护士在解除患者疾苦的同时，要多了解和关心患者，特别是建立人工气道和使用呼吸机治疗的患者，应经常作床旁巡视、照料，通过语言或非语言交流抚慰患者，在采用各项医疗护理措施前，应向患者作简要说明，并以同情、关切的态度和有条不紊的工作作风给患者以安全感，取得患者信任和合作。

5.观察及预防并发症

(1)体液失衡:定期采血进行血气分析和血生化检查,根据血气分析结果判断酸碱失衡情况。呼吸衰竭中常见的酸碱失衡包括:呼吸性酸中毒、呼吸性酸中毒合并代谢性酸中毒、呼吸性酸中毒合并代谢性碱中毒。针对这些酸碱失衡,临床上除做到充分供氧和改善通气以纠正呼吸性酸中毒外,护士可遵医嘱静脉滴注少量5%碳酸氢钠以治疗代谢性酸中毒,或通过采取避免二氧化碳排出过快、适当补氯、补钾等措施缓解代谢性碱中毒。

(2)上消化道出血:严重缺氧和二氧化碳潴留患者,应根据医嘱服用硫糖铝以保护胃黏膜,预防上消化道出血,同时予以充足热量及高蛋白、易消化、少刺激、富维生素饮食。注意观察呕吐物和粪便情况,出现黑便时,予以温凉流质饮食;出现呕血时,应暂禁食,并静脉输入西咪替丁、奥美拉唑等。

6.用药护理

(1)抗生素:呼吸道感染是呼吸衰竭最常见的诱因,建立人工气道进行机械通气和免疫功能低下的患者可因反复感染而加重病情。在保持气道通畅的条件下,根据痰细菌培养和药敏试验结果,选择有效的抗生素积极控制感染。

(2)呼吸兴奋剂:为改善肺泡通气,促进二氧化碳的排出,可遵医嘱使用呼吸兴奋剂,以刺激呼吸中枢,增加呼吸频率和潮气量,从而改善通气。尼可刹米是目前常用的呼吸中枢兴奋剂,可兴奋呼吸中枢、增加通气量并有一定的苏醒作用。使用中应密切观察药物的不良反应。阿米三嗪是口服的呼吸兴奋剂,主要通过刺激颈动脉窦和主动脉体化学感受器来兴奋呼吸中枢,适用于较轻的呼吸衰竭患者。

7.健康指导

(1)向患者及家属讲解疾病的发病机制、发展和转归。语言力求通俗易懂,尤其对一些文化程度不高的老年患者应反复讲解。

(2)教会患者缩唇、腹式呼吸等呼吸功能锻炼的方法,以促进康复、延缓肺功能的恶化。指导患者如何进行体位引流以及有效地咳嗽、咳痰,以保持气道通畅。

(3)嘱患者坚持正确用药,掌握药物剂量、用法和注意事项。对出院后仍需吸氧的患者,应指导患者和家属学会合理的家庭氧疗方法,并了解氧疗时应注意的问题,保证用氧安全。

(4)增强体质,积极避免各种引起呼吸衰竭的诱因。具体包括:教会患者预防上呼吸道感染的方法,如用冷水洗脸等耐寒锻炼;鼓励患者改进膳食结构,加强营养;避免吸入刺激性气体,劝告吸烟者戒烟;避免日常生活中不良因素的刺激,如情绪激动等,以免加重气急而诱发呼吸衰竭;尽量少去客流较大公共场所,减少与感冒者的接触,减少呼吸道感染的机会。

(5)若有咳嗽、咳痰加重,痰量增多、出现脓性痰,气急加重或伴发热,应及时就医,以控制呼吸道感染。

### (三)护理评价

患者呼吸频率、幅度和节律正常,动脉血氧分压和二氧化碳分压在正常范围;掌握有效咳嗽、咳痰技术,呼吸道通畅;焦虑缓解,无明显体重减轻;无与低氧血症和高碳酸血症相关的损害发生。

# 第五章
# 神经外科护理

## 第一节　脑动静脉畸形

脑动静脉畸形是指脑血管发育障碍引起的脑局部血管数量和结构异常，并对正常脑血流产生影响。动静脉畸形是一团异常的畸形血管，其间无毛细血管，常有一支或数支增粗的供血动脉，引流动脉明显增粗曲张，管壁增厚，内为鲜红动脉血，似动脉，故称之为静脉的动脉化。动静脉畸形引起的继发性病变有出血、盗血。手术为治疗脑动静脉畸形的根本方法，目的在于减少或消除脑动静脉畸形再出血的机会，减轻盗血现象。手术方法包括血肿清除术、畸形血管切除术、供应动脉结扎术、介入栓塞术。

### 一、护理措施

#### (一)术前护理

(1)患者要绝对卧床，并避免情绪激动，防止畸形血管破裂出血。

(2)监测生命体征，注意瞳孔变化，若双侧瞳孔不等大，表明有血管破裂出血的可能。

(3)排泄的管理：向患者宣教合理饮食，嘱其多食富含纤维素的食物，如水果、蔬菜等，以防止便秘。观察患者每天粪便情况，必要时给予开塞露或缓泻剂。

(4)注意冷暖变化，以防感冒后用力打喷嚏或咳嗽诱发畸形血管破裂出血。

(5)注意安全，防止患者癫痫发作时受伤。

(6)危重患者应做好术前准备，如剃头。若有出血，应进行急诊手术。

#### (二)术后护理

(1)严密监测患者生命体征，尤其注意血压变化，如有异常立即通知医师。

(2)给予患者持续低流量氧气吸入,并观察肢体活动及感觉情况。

(3)按时予以脱水及抗癫痫药物,防止患者颅内压增高或癫痫发作。

(4)如有引流,应保持引流通畅,并观察引流量、颜色及性质变化。短时间内若引流出大量血性物质,应及时通知医师。

(5)如果患者癫痫发作,应保持呼吸道通畅,并予以吸痰、氧气吸入,防止坠床等意外伤害,用床挡保护并约束四肢,口腔内置口咽通气导管,配合医师给予镇静及抗癫痫药物。

(6)长期卧床、活动量较少的患者,应注意其肺部情况,及时给予拍背,促进有效咳痰,防止发生肺部感染,还须定期拍X线胸片,根据胸片有重点有选择性地进行拍背。

(7)术后应鼓励患者进食高蛋白食物,以增加组织的修复能力,保证机体的营养供给。

(8)清醒患者保持头高位(床头抬高30°),以利血液回流,减轻脑水肿。

(9)准确记录出入量,保证出入量平衡。

(10)对有精神症状的患者,适当给予镇静剂,并注意患者有无自伤或伤害他人的行为。

(11)给予患者心理上的支持,使其对疾病的痊愈有信心,从而减轻患者的心理负担。

### (三)健康指导

(1)定期测量血压,复查病情,及时治疗可能并存的血管病变。

(2)保持大小便通畅。

## 二、主要护理问题

(1)脑出血:与手术伤口有关。

(2)脑组织灌注异常:与脑水肿有关。

(3)有受伤的危险:与癫痫发作有关。

(4)疼痛:与手术创伤有关。

(5)睡眠形态紊乱:与疾病产生的不适有关。

(6)便秘:与术后长期卧床有关。

(7)活动无耐力:与术后长期卧床有关。

## 第二节 颅内压增高症

颅内压增高是由于颅内任何一种主要内容物(血液、脑脊液、脑组织)容积增加或者有占位性病变时,其所增加的容积超过代偿限度所致。正常人侧卧位时,测定颅内压(ICP)为0.8～1.8 kPa(6～13.5 mmHg),＞2.0 kPa(15 mmHg)为颅内压增高,2.0～2.6 kPa(15～20 mmHg)为轻度增高,2.6～5.3 kPa(20～40 mmHg)为中度增高,＞5.3 kPa(＞40 mmHg)为重度增高。

### 一、病因与发病机制

引起颅内压增高的疾病很多,但发生颅内压增高的主要因素如下。

#### (一)脑脊液增多

(1)分泌过多,如脉络丛乳头状瘤。

(2)吸收减少:如交通性脑积水,蛛网膜下腔出血后引起蛛网膜粘连。

(3)循环交通受阻:如脑室及脑中线部位的肿瘤引起的梗阻性脑积水或先天性脑畸形。

#### (二)脑血液增多

(1)脑外伤后＜24小时的脑血管扩张、充血,以及呼吸道梗阻,呼吸中枢衰竭引起的二氧化碳蓄积,高碳酸血症和丘脑下部、鞍区或脑干部位手术,使自主神经中枢或血管运动中枢受刺激引起的脑血管扩张充血。

(2)颅内静脉回流受阻。

(3)出血。

#### (三)脑容积增加

正常情况下颅内容积除颅内容物体积外有8%～10%的缓冲体积即代偿容积。因此颅内容积很大,但代偿调节作用很小。常见脑水肿如下。①血管源性脑水肿:多见于颅脑损伤、脑肿瘤、脑手术后。②细胞毒性脑水肿:多见于低氧血症,高碳酸血症,脑缺血和缺氧。③渗透性脑水肿:常见于严重电解质紊乱($Na^+$丢失)渗透压降低,水中毒。

#### (四)颅内占位病变

常见于颅内血肿,颅内肿瘤,脑脓肿和脑寄生虫等。

## 二、临床表现

### (一)头痛

头痛是颅内压增高最常见的症状,有时是唯一的症状。可呈持续性或间歇性,当用力、咳嗽、负重,早晨清醒时和较剧烈活动时加重,其原因是颅内压增高使脑膜、血管或神经受挤压、牵扯或炎症变化的刺激所致。急性和重度的颅内压增高可引起剧烈的头痛并常伴喷射性呕吐。

### (二)恶心呕吐

多数颅内压增高患者都伴有恶心、不思饮食,重度颅内压增高可引起喷射性呕吐,呕吐之后头痛随之缓解,小儿较成人多见,其原因是迷走神经中枢和神经受刺激所引起。

### (三)视力障碍和眼底变化

长期颅内压增高,使视神经受压,眼底静脉回流受阻。引起视神经萎缩造成视力下降、模糊和复视,眼底视盘水肿,严重者出现失明和眼底出血。

头痛、恶心呕吐、视盘水肿为颅内压增高的三大主要症状。

### (四)意识障碍

意识障碍是反映脑受压的可靠及敏感指标,当大脑皮质、脑干网状结构广泛受压和损害即可出现意识障碍。颅内压增高早期患者可出现烦躁、嗜睡和定向障碍等意识不清的表现,晚期则出现朦胧和昏迷。末期出现深昏迷。梗阻性脑积水所引起的颅内压增高一般无意识障碍。

### (五)瞳孔变化

由于颅内压不断增高而引起脑移位,中脑和脑干移位压迫和牵拉动眼神经可引起瞳孔对光反射迟钝。瞳孔不圆,瞳孔忽大忽小,一侧瞳孔逐渐散大,光反射消失;末期出现双侧瞳孔散大、固定。

### (六)生命体征变化

颅内压增高,早期一般不会出现生命体征变化,急性或重度的颅内压增高可引起血压增高,脉压增大,呼吸、脉搏减慢综合征。随时有呼吸骤停及生命危险。常见于急性脑损伤患者,而脑肿瘤患者则很少出现血压升高。

### (七)癫痫发作

约有 20%的颅内压增高患者发生癫痫,为局限性癫痫小发作,如口角、单侧上、下肢抽搐，或癫痫大发作，大发作时可引起呼吸道梗阻，加重脑缺氧、脑水肿而加剧颅内压增高。

### (八)颅内高压危象(脑疝形成)

1.颞叶钩回疝

即幕上肿瘤、水肿、血肿引起急剧的颅内压力增高，挤压颞叶向小脑幕裂孔或下方移位，同时压迫动眼神经、大脑后动脉和中脑，使脑干移位，产生剧烈的头痛、呕吐，血压升高，呼吸、脉搏减慢、不规则。很快进入昏迷，一侧瞳孔散大，光反射消失，对侧肢体偏瘫，去脑强直。此时如未进行及时的降颅压处理则会出现呼吸停止，双侧瞳孔散大、固定、血压下降、心跳停止。

2.枕骨大孔疝

枕骨大孔疝又称小脑扁桃体疝，主要是幕下肿瘤、血肿、水肿致颅内压力增高，挤压小脑扁桃体进入压力偏低的枕骨大孔，压迫延脑和颈1～2颈髓，患者出现剧烈头痛、呕吐、呼吸不规则、血压升高、心跳缓慢，随之很快出现昏迷、瞳孔缩小或散大、固定、呼吸停止。

## 三、护理

### (一)护理目标

(1)了解引起颅内压增高的原因，及时对症处理。

(2)通过监测及早发现病情变化，避免意识障碍发生。

(3)颅内压得到控制，脑疝危象得以解除。

(4)患者主诉头痛减轻，自觉舒适，头脑清醒，睡眠改善。

(5)体液恢复平衡，尿比重在正常范围，无脱水症状和体征。

### (二)护理措施

(1)观察神志、瞳孔变化1次/小时。如出现神志不清及瞳孔改变，预示颅内压力增高，需及时报告医师进行降颅内压处理。

(2)观察头痛的程度，有无伴随呕吐对剧烈头痛应及时对症降颅压处理。

(3)监测血压、脉搏、呼吸1次/1～2小时，观察有无呼吸、脉搏慢，血压高即“两慢一高”征。

(4)保持呼吸道通畅：呼吸道梗阻时，因患者呼吸困难，可致胸腔内压力增高、$PaCO_2$增高致脑血管扩张、脑血流量增多进而使颅内压增高。护理时应及时清除呼吸道分泌物和呕吐物。抬高床头15°～30°，持续或间断吸氧，改善脑缺氧，减轻脑水肿。

(5)如脱水治疗的护理：应用高渗性脱水剂，使脑组织间的水分通过渗透作用进入血循环再由肾脏排出，可达到降低颅内压的目的。常用 20%甘露醇 250 mL，15～30 分钟滴完，2～4 次/天；呋塞米20～40 mg，静脉或肌内注射，2～4 次/天。脱水治疗期间，应准确记录 24 小时出入液量，观察尿量、色，监测尿素氮和肌酐含量，注意有无水、电解质紊乱和肝、肾功能损害。脱水药物应严格按医嘱执行，并根据病情及时调整脱水药物的用量。

(6)激素治疗的护理：肾上腺皮质激素通过稳定血-脑屏障，预防和缓解脑水肿，改善患者症状。常用地塞米松 5～10 mg，静脉注射；或氢化可的松 100 mg 静脉注射，1～2 次/天；由于激素有引起消化道应激性溃疡出血、增加感染机会等不良反应，故用药的同时应加强观察，预防感染，避免发生并发症。

(7)颅内压监护。①监护方法：颅内压监护有植入法和导管法两种。植入法：将微型传感器植入颅内，传感器直接与颅内组织(硬脑膜外、硬脑膜下、蛛网膜下腔、脑实质等)接触而测压。导管法：以引流出的脑脊液或生理盐水充填导管，将传感器(体外传感器)与导管相连接，借导管内的液体与传感器接触而测压。两种方法的测压原理均是利用压力传感器将压力转换为与颅内压力大小成正比的电信号，再经信号处理装置将信号放大后记录下来。植入法中的硬脑膜外法及导管法中的脑室法优点较多，使用较广泛。②颅内压监护的注意事项：监护的零点参照点一般位于外耳道的位置，患者需平卧或头抬高 10°～15°；监护前注意记录仪与传感器的零点核正，并注意大气压改变而引起的“零点飘移”；脑室法时在脑脊液引流期间每 4～6 小时关闭引流管测压，了解颅内压真实情况；避免非颅内情况而引起的颅内压增高，如出现呼吸不畅、躁动、高热或体位不舒适、尿潴留时应及时对症处理；监护过程严格无菌操作，监护时间以 72～96 小时为宜，防止颅内感染。③颅内压监护的优点：颅内压增高早期，由于颅内容积代偿作用，患者无明显颅内压增高的临床表现，而颅内压监护时可发现颅内压提高和基线不平稳；较重的颅内压升高[ICP＞5.3 kPa(40 mmHg)]时，颅内压监护基线水平与临床症状出现及其严重程度一致；有些患者临床症状好转，但颅内压逐渐上升，预示迟发性(继发性)颅内血肿的形成；根据颅内压监护使用脱水剂，可以避免盲目使用脱水剂及减少脱水剂的用量，减少急性肾衰竭及电解质紊乱等并发症的发生。

(8)降低耗氧量：对严重脑挫裂伤、轴索损伤、脑干损伤的患者进行头部降温，降低脑耗氧量。有条件者行冬眠低温治疗。①冬眠低温的目的：降低脑耗氧量，维持脑血流和脑细胞能量代谢，减轻乳酸堆积，降低颅内压；保护血-脑屏障功能，抑制白三烯 $B_4$ 生成及内源性有害因子的生成，减轻脑水肿反应；调节脑损伤后钙调蛋白酶Ⅱ活性和蛋白激酶活力，保护脑功能；当体温降至30 ℃，脑的耗氧量约为正常的 55%，颅内压力较降温前低 56%。②降温方法：根据医嘱首先给予足量冬眠药物，如冬眠Ⅰ号合剂（包括氯丙嗪、异丙嗪及哌替啶）或冬眠Ⅱ号合剂（哌替啶、异丙嗪、双氢麦角碱），待自主神经充分阻滞，御寒反应消失，进入昏睡状态后，方可加用物理降温措施。物理降温方法可采用头部戴冰帽，在颈动脉、腋动脉、肱动脉、股动脉等主干动脉表浅部放置冰袋，此外还可采用降低室温、减少被盖、体表覆盖冰毯等方法。降温速度以每小时下降 1 ℃为宜，体温降至肛温 33～34 ℃，腋温 31～33 ℃较为理想。体温过低易诱发心律紊乱、低血压、凝血障碍等并发症；体温＞35 ℃，则疗效不佳。③缓慢复温：冬眠低温治疗一般为 3～5 天，复温应先停物理降温，再逐步减少药物剂量或延长相同剂量的药物维持时间直至停用；加盖被毯，必要时用热水袋复温，严防烫伤；复温不可过快，以免出现颅内压“反跳”、体温过高或中毒等。④预防并发症：定时翻身拍背、吸痰，雾化吸入，防止肺部感染；低温使心排血量减少，冬眠药物使外周血管阻力降低，在搬动患者或为其翻身时，动作应轻稳，以防发生直立性低血压；观察皮肤及肢体末端，冰袋外加用布套，并定时更换部位，定时局部按摩，以防冻伤。

(9)防止颅内压骤然升高：对烦躁不安的患者查明原因，对症处理，必要时给予镇静剂，避免剧烈咳嗽和用力排便；控制液体摄入量，成人每天补液量＜2 000 mL，输液速度应控制在 30～40 滴/分；保持病室安静，避免情绪紧张，以免血压骤升而增加颅内压。

## 第三节 脑　　疝

当颅腔内某分腔有占位性病变时，该分腔的压力大于邻近分腔，脑组织由高压力区向低压力区移位，导致脑组织、血管及脑神经等重要结构受压或移位，产生相应的临床症状和体征，称为脑疝。

根据移位的脑组织及其通过的硬脑膜间隙和孔道，可将脑疝分为以下常见的 3 类。①小脑幕切迹疝：又称颞叶疝，为颞叶的海马回、钩回通过小脑幕切迹被推移至幕下。②枕骨大孔疝：又称小脑扁桃体疝，为小脑扁桃体及延髓经枕骨大孔被推挤向椎管内。③大脑镰下疝：又称扣带回疝，一侧半球的扣带回经镰下孔被挤入对侧分腔(图 5-1)。

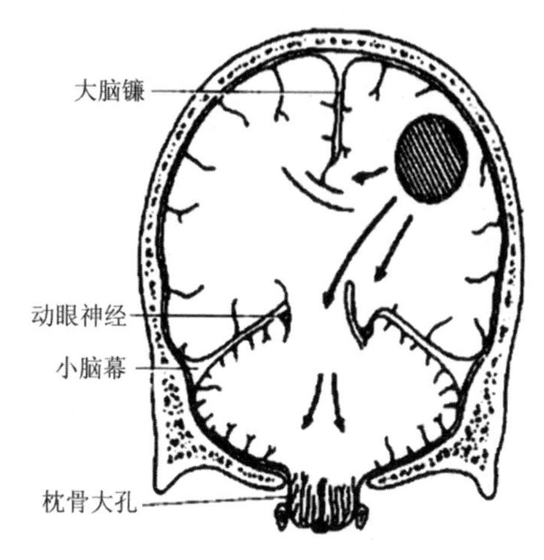


**图 5-1　大脑镰下疝(上)、小脑幕切迹疝(中)、枕骨大孔疝(下)**

脑疝是颅内压增高的危象和引起死亡的主要原因，常见的有小脑幕切迹疝和枕骨大孔疝。

## 一、病因与发病机制

(1)外伤所致各种颅内血肿，如硬膜外血肿、硬膜下血肿及脑内血肿。

(2)颅内脓肿。

(3)颅内肿瘤尤其是颅后窝、中线部位及大脑半球的肿瘤。

(4)颅内寄生虫病及各种肉芽肿性病变。

(5)医源性因素，对于颅内压增高患者，进行不适当的操作如腰椎穿刺，放出脑脊液过多过快，使各分腔间的压力差增大，则可促使脑疝形成。

发生脑疝时，移位的脑组织在小脑幕切迹或枕骨大孔处挤压脑干，使脑干受压移位导致其实质内血管受到牵拉，严重时基底动脉进入脑干的中央支可被拉断而致脑干内部出血，出血常为斑片状，有时出血可沿神经纤维走行方向达内囊水平。同侧的大脑脚受到挤压会造成病变对侧偏瘫，同侧动眼神经受到挤压可产生动眼神经麻痹症状。钩回、海马回移位可将大脑后动脉挤压于小脑幕切迹缘上致枕叶皮质缺血坏死。移位的脑组织可致小脑幕切迹裂孔及枕骨大孔堵塞，使脑脊液循环通路受阻，颅内压增高进一步加重，形成恶性循环，使病情迅速恶化。

## 二、临床表现

### (一)小脑幕切迹疝

(1)颅内压增高:剧烈头痛,进行性加重,伴躁动不安,频繁呕吐。

(2)进行性意识障碍:由于阻断了脑干内网状结构上行激活系统的通路,随脑疝的进展,患者出现嗜睡、浅昏迷、深昏迷。

(3)瞳孔改变:脑疝初期由于患侧动眼神经受刺激导致患侧瞳孔变小,对光反射迟钝;随病情进展,患侧动眼神经麻痹,患侧瞳孔逐渐散大,直接和间接对光反射均消失,并伴上睑下垂及眼球外斜;晚期,对侧动眼神经因脑干移位也受到推挤时,则出现双侧瞳孔散大,对光反射消失,患者多处于濒死状态(图 5-2)。

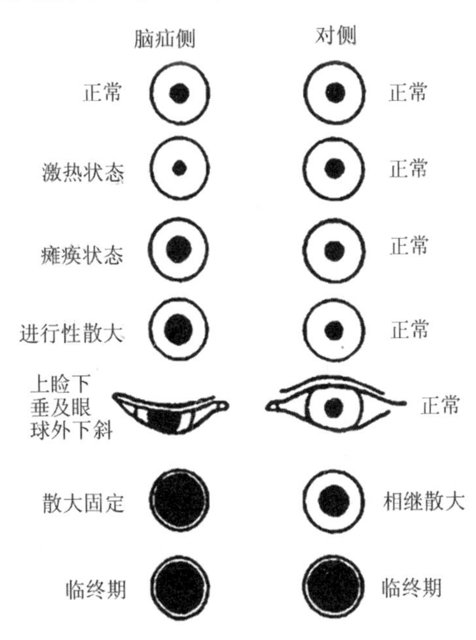


图 5-2 一侧颞叶钩回疝引起的典型瞳孔变化

(4)运动障碍:钩回直接压迫大脑脚,锥体束受累后,病变对侧肢体肌力减弱或麻痹,病理征阳性(图 5-3)。脑疝进展时可致双侧肢体自主活动消失,严重时可出现去皮质强直状,这是脑干严重受损的信号。

(5)生命体征变化:若脑疝不能及时解除,病情进一步发展,则患者出现深昏迷,双侧瞳孔散大固定,血压骤降,脉搏快弱,呼吸浅而不规则,呼吸、心跳相继停止而死亡。

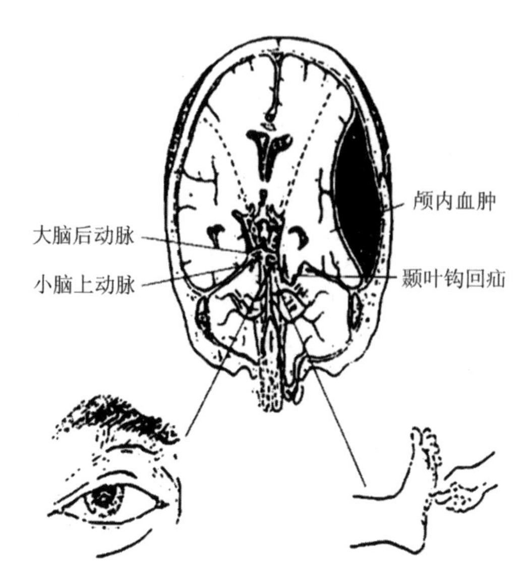


**图 5-3 脑疝与临床病症的关系**

动眼神经受压导致:同侧瞳孔散大,上睑下垂及眼外肌瘫痪;锥体束受压导致:对侧肢体瘫痪,肌张力增加,腱反射活跃,病理反射阳性

**(二)枕骨大孔疝**

枕骨大孔疝是小脑扁桃体及延髓经枕骨大孔被挤向椎管中,又称小脑扁桃体疝。由于颅后窝容积较小,对颅内高压的代偿能力也小,病情变化更快。患者常有进行性颅内压增高的临床表现:头痛剧烈,呕吐频繁,颈项强直或强迫头位:生命体征紊乱出现较早,意识障碍、瞳孔改变出现较晚。因脑干缺氧,瞳孔可忽大忽小。由于位于延髓的呼吸中枢受损严重,患者早期即可突发呼吸骤停而死亡。

## 三、治疗要点

关键在于及时发现和处理。

**(一)非手术治疗**

患者一旦出现典型的脑疝症状,应立即给予脱水治疗,以缓解病情,争取时间。

**(二)手术治疗**

确诊后,尽快手术,去除病因,如清除颅内血肿或切除脑肿瘤等;若难以确诊或虽确诊但病变无法切除者,可通过脑脊液分流术、侧脑室外引流术或病变侧颞肌下、枕肌下减压术等降低颅内压。

### 四、护理措施

(1)快速静脉输入甘露醇,山梨醇,呋塞米等强效脱水剂,并观察脱水效果。

(2)保持呼吸道通畅,吸氧。

(3)准备气管插管盘及呼吸机,对呼吸功能障碍者,行人工辅助呼吸。

(4)密切观察呼吸、心跳、瞳孔的变化。

(5)紧急做好术前特殊检查及术前准备。

## 第四节 脑动脉瘤

脑动脉瘤是局部动静脉异常改变产生的脑动静脉瘤样突起,好发于组成脑底动脉环(Willis 动脉环)的大动脉分支或分叉部。因为这些动脉位于脑底的脑池中,所以动脉瘤破裂出血引起动脉痉挛、栓塞及蛛网膜下腔出血(SAH)等症状。主要见于中年人。脑动脉瘤的病因尚未完全明了,但目前多认为与先天性缺陷、动脉粥样硬化、高血压、感染、外伤有关。临床表现为突然头痛、呕吐、意识障碍、癫痫样发作、脑膜刺激征等。以手术治疗为主,常采用动脉瘤栓塞术、开颅动脉瘤夹闭术及穿刺栓塞动脉瘤。

### 一、护理措施

#### (一)术前护理

(1)一旦确诊,患者需绝对卧床,暗化病室,减少探视,避免一切外来刺激。情绪激动、躁动不安可使血压上升,增加再出血的可能,适当给予镇静剂。

(2)密切观察生命体征及意识变化,每天监测血压 2 次,及早发现出血情况,尽早采取相应的治疗措施。

(3)胃肠道的管理:合理饮食,勿食用易导致便秘的食物;常规给予口服缓泻剂如酚酞、麻仁润肠丸,保持排便通畅,必要时给予低压缓慢灌肠。

(4)尿失禁的患者,应留置导尿管。

(5)患者避免用力打喷嚏或咳嗽,以免增加腹压,反射性的增加颅内压,引起脑动脉瘤破裂。

(6)伴发癫痫者,要注意安全,防止发作时受外伤;保持呼吸道通畅,同时给予吸氧,记录抽搐时间,遵医嘱给予抗癫痫药。

**(二)术后护理**

(1)监测患者生命体征,特别是意识、瞳孔的变化,尽量使血压维持在一个个体化的稳定水平,避免血压过高引起脑出血或血压过低致脑供血不足。

(2)持续低流量给氧,保持脑细胞的供氧。观察肢体活动及感觉情况,与术前对比有无改变。

(3)遵医嘱给予甘露醇及甲强龙泵入,减轻脑水肿;或泵入尼莫地平,减轻脑血管痉挛。

(4)保持引流通畅,观察引流液的色、量及性质,如短时间内出血过多,应通知医师及时处理。

(5)保持呼吸道通畅,防止肺部感染及压力性损伤的发生。

(6)避免情绪激动及剧烈活动。

(7)手术恢复期应多进高蛋白食物,加强营养,增强机体的抵抗力。

(8)减少刺激,防止癫痫发作,尽量将癫痫发作时的损伤减到最小,装好床挡,备好抢救用品,防止意外发生。

(9)清醒患者床头抬高30°,利于减轻脑水肿。

(10)准确记录出入量,保证出入量平衡。

(11)减轻患者心理负担,加强沟通。

**(三)健康指导**

(1)定期测量血压,复查病情,及时治疗可能并存的血管病变。

(2)保持大小便通畅。

(3)其他指导:①应规律生活,避免劳累、熬夜、暴饮暴食等不利因素,保持心情舒畅,注意劳逸结合。②坚持适当锻炼。康复训练过程艰苦而漫长(一般为1～3年,长者需终生训练),需要信心、耐心、恒心,在康复医师指导下,循序渐进、持之以恒。

## 二、主要护理问题

(1)脑出血:与手术创伤有关。

(2)脑组织灌注异常:与脑水肿有关。

(3)有感染的危险:与手术创伤有关。

(4)睡眠形态紊乱:与疾病创伤有关。

(5)便秘:与手术后卧床有关。

(6)疼痛:与手术损伤有关。

(7)有受伤的危险:与手术可能诱发癫痫有关。

(8)活动无耐力:与术后卧床时间长有关。

# 第五节 脑 膜 瘤

## 一、疾病概述

脑膜瘤占颅内肿瘤的19.2%,男∶女为1∶2。一般为单发,多发脑膜瘤偶尔可见,好发部位依次为矢状窦旁、大脑镰、大脑凸面,其次为蝶骨嵴、鞍结节、嗅沟、小脑脑桥角与小脑幕等部位,生长在脑室内者很少,也可见于硬膜外。其他部位偶见。依肿瘤组织学特征,将脑膜瘤分为五种类型,即内皮细胞型、成纤维细胞型、血管瘤型、化生型和恶性型。

### (一)临床表现

1.慢性颅压增高症状

因肿瘤生长较慢,当肿瘤达到一定体积时才引起头痛、呕吐及视力减退等,少数呈急性发病。

2.局灶性体征

因肿瘤呈膨胀性生长,患者往往以头疼和癫痫为首发症状。根据肿瘤位置不同,还可以出现视力、视野、嗅觉或听觉障碍及肢体运动障碍等。老年患者尤以癫痫发作为首发症状多见,颅压增高症状多不明显。

### (二)辅助检查

1.头颅CT扫描

典型的脑膜瘤,显示脑实质外圆形或类圆形高密度,或等密度肿块,边界清楚,含类脂细胞者呈低密度,周围水肿带较轻或中度,且有明显对比增强效应。瘤内可见钙化、出血或囊变,瘤基多较宽,并多与大脑镰、小脑幕或颅骨内板相连,其基底较宽,密度均匀一致,边缘清晰,瘤内可见钙化。增强后可见肿瘤明显增强,可见脑膜尾征。

2.MRI 扫描

同时进行 CT 和 MRI 的对比分析，方可得到较正确的定性诊断。

3.脑血管造影

脑血管造影可显示瘤周呈抱球状供应血管和肿瘤染色。同时造影技术也为术前栓塞供应动脉，减少术中出血提供了帮助。

**(三)鉴别诊断**

需同脑膜瘤鉴别的肿瘤因部位而异，幕上脑膜瘤应与胶质瘤、转移瘤鉴别，鞍区脑膜瘤应与垂体瘤鉴别，桥小脑角脑膜瘤应与听神经瘤鉴别。

**(四)治疗**

1.手术治疗

手术切除脑膜瘤是最有效的治疗手段，应力争全切除，对受肿瘤侵犯的脑膜和颅骨，亦应切除之，以求达到根治。

(1)手术原则：控制出血，保护脑功能，争取全切除。对无法全切除的患者，则可行肿瘤次全切除或分次手术，以免造成严重残疾或死亡。

(2)术前准备：①肿瘤血运极丰富者可术前行肿瘤供应血管栓塞以减少术中出血。②充分备血，手术开始时做好快速输血准备。③鞍区肿瘤和颅压增高明显者，术前数天酌用肾上腺皮质激素和脱水治疗。④有癫痫发作史者，需术前应用抗癫痫药物、预防癫痫发作。

(3)术后并发症。①术后再出血：术后密切观察神志瞳孔变化，定期复查头部 CT 早期处理。②术后脑水肿加重：对于影响静脉窦和粗大引流静脉的肿瘤切除后应用脱水药物和激素预防脑水肿加重。③术后肿瘤残余和复发：需定期复查并辅以立体定向放射外科治疗等防止肿瘤复发。

2.立体定向放射外科治疗

因其生长位置，有 17%～50% 的脑膜瘤做不到全切，另外还有少数恶性脑膜瘤也无法全切。肿瘤位于脑深部重要结构难以全切除者，如斜坡、海绵窦区、视丘下部或小脑幕裂孔区脑膜瘤，应同时行减压性手术，以缓冲颅压力，剩余的瘤体可采用 γ 刀或 X 刀治疗，亦可达到很好效果。

3.放疗或化疗

恶性脑膜瘤在手术切除后，需辅以化疗或放疗，防止肿瘤复发。

4.其他治疗

其他治疗包括激素治疗、分子生物学治疗、中医治疗等。

## 二、护理

### (一)入院护理

(1)入院常规护理;常规安全防护教育;常规健康指导。

(2)指导患者合理饮食,保持大便通畅。

(3)指导患者肢体功能锻炼;指导患者语言功能锻炼。

(4)结合患者的个体情况,每1~2小时协助患者翻身,保护受压部位皮肤;如局部皮肤有压红,可缩短翻身的间隔时间,受压部位应予软枕垫高减压。

### (二)术前护理

(1)每1~2小时巡视患者,观察患者的生命体征、意识、瞳孔、肢体活动,如有异常及时通知医师。

(2)了解患者的心理状态,向患者讲解疾病的相关知识,介绍同种疾病手术成功的例子,增强患者治疗信心,减轻焦虑、恐惧心理。

(3)根据医嘱正确采集标本,进行相关检查。

(4)术前落实相关化验、检查报告的情况,如有异常立即通知医师。

(5)根据医嘱进行治疗、处置,注意观察用药后反应。

(6)注意并发症的观察和处理。

(7)指导患者练习深呼吸及有效咳嗽;指导患者练习床上大小便。

(8)指导患者修剪指(趾)甲、剃胡须,女性患者勿化妆及涂染指(趾)甲。

(9)指导患者戒烟、戒酒。

(10)根据医嘱正确备血(复查血型),行药物过敏试验。

(11)指导患者术前12小时禁食,8小时禁饮水,防止术中呕吐导致窒息;术前晚进半流质饮食,如米粥、面条等。

(12)指导患者保证良好的睡眠,必要时遵医嘱使用镇静催眠药。

### (三)手术当天护理

1.送手术前

(1)术晨为患者测量体温、脉搏、呼吸、血压;如有发热、血压过高、女性月经来潮等情况均应及时报告医师,以确定是否延期手术。

(2)协助患者取下义齿、项链、耳钉、手链、发夹等物品,并交给家属妥善保管。

(3)皮肤准备(剃除全部头发及颈部毛发、保留眉毛)后,更换清洁的病员服。

(4)遵医嘱术前用药,携带术中用物,平车护送患者入手术室。

2.术后回病房

(1)每15～30分钟巡视患者,注意观察患者的生命体征、意识、瞳孔、肢体活动等,如异常及时通知医师。

(2)注意观察切口敷料有无渗血。

(3)密切观察引流液的颜色、性状、量等情况并记录,妥善固定引流管,引流袋置于头旁枕上或枕边,高度与头部创腔保持一致,保持引流管引流通畅,活动时注意引流管不要扭曲、受压,防止脱管。

(4)观察留置导尿患者尿液的颜色、性状、量,会阴护理每天2次。

(5)术后6小时内给予去枕平卧位,6小时后可床头抬高,麻醉清醒的患者可以协助床上活动,保证患者舒适。

(6)保持呼吸道通畅。

(7)若患者出现不能耐受的头痛,及时通知医师,遵医嘱给予止痛药物,并密切观察患者的生命体征、意识、瞳孔等变化。

(8)精神症状患者的护理:加强患者安全防护,上床挡,需使用约束带的患者,应告知家属并取得同意,定时松解约束带,按摩受约束的部位,24小时有家属陪护,预防自杀倾向,同时做好记录。

(9)术后24小时内禁食水,可行口腔护理,每天2次。清醒患者可口唇覆盖湿纱布,保持口腔湿润。

(10)结合患者的个体情况,每1～2小时协助患者翻身,保护受压部位皮肤;如局部皮肤有压红,可缩短翻身的间隔时间,受压部位应予软枕垫高减压。

### (四)术后护理

1.术后第1～3天

(1)每1～2小时巡视患者,注意观察患者的生命体征、意识、瞳孔、肢体活动等,如发现有头痛、恶心、呕吐等颅内压增高症状及时通知医师。

(2)注意观察切口敷料有无渗血。

(3)密切观察引流液的颜色、性状、量等情况并记录,妥善固定引流管,并保持引流管引流通畅,不可随意放低引流袋,以保证创腔内有一定的液体压力。若引流袋放低,会导致创腔内液体引出过多,创腔内压力下降,脑组织迅速移位,撕破大脑上静脉,从而引发颅内血肿。医师根据每天引流液的量调节引流袋的高度。

(4)观察留置导尿患者尿液的颜色、性状、量,会阴护理每天2次。

(5)术后引流管放置 3～4 天,引流液由血性脑脊液转为澄清脑脊液时,即可拔管,避免长时间带管形成脑脊液漏。拔除引流管后,注意观察患者的生命体征、意识、瞳孔等变化,切口敷料有无渗血、渗液及皮下积液等,如有异常及时通知医师。

(6)加强呼吸道的管理,鼓励深呼吸及有效咳嗽、咳痰,如痰液黏稠不易咳出可遵医嘱予雾化吸入,必要时吸痰。

(7)术后 24 小时如无恶心、呕吐等麻醉后反应,可遵医嘱进食,由流质饮食逐步过渡到普通饮食,积极预防便秘的发生。

(8)指导患者床上活动,床头摇高,逐渐坐起,逐渐过渡到床边活动(做好跌倒风险评估),家属陪同。活动时以不疲劳为宜。

(9)指导患者进行肢体功能锻炼;进行语言功能锻炼。

(10)做好生活护理,如洗脸、刷牙、喂饭、大小便等,定时协助患者翻身,保护受压部位皮肤,预防压疮的发生。

2.术后第 4 天至出院日

(1)每 1～2 小时巡视患者,注意观察患者的生命体征、意识、瞳孔、肢体活动等,如发现有头痛、恶心、呕吐等颅内压增高症状及时通知医师;注意观察切口敷料有无渗血。

(2)指导患者注意休息,病室内活动,活动时以不疲劳为宜。对高龄、活动不便、体质虚弱等可能发生跌倒的患者及时做好跌倒或坠床风险评估。

### (五)出院指导

1.饮食指导

指导患者进食高热量、高蛋白、富含纤维素、维生素丰富、低脂肪、低胆固醇食物,如蛋、牛奶、瘦肉、新鲜鱼、蔬菜、水果等。

2.用药指导

有癫痫病史者遵医嘱按时、定量口服抗癫痫药物。不可突然停药、改药及增减药量,以避免加重病情。

3.康复指导

对肢体活动障碍者,户外活动须有专人陪护,防止意外发生,鼓励患者对功能障碍的肢体需经常做主动和被动运动,防止肌肉萎缩。

# 第六章
# 妇产科护理

## 第一节　外阴炎及阴道炎

### 一、外阴炎

外阴炎是妇科常见病，是外阴部的皮肤与黏膜的炎症，可发生于任何年龄，以生育期及绝经后妇女多见。

#### (一)护理评估

1.健康史

(1)病因评估：外阴炎主要指外阴部的皮肤与黏膜的炎症，以大、小阴唇为多见。由于外阴与尿道、肛门、阴道邻近且暴露，同时，阴道分泌物、月经血、产后的恶露、尿液、粪便的刺激、糖尿病患者的糖尿的长期浸渍，均可引起外阴不同程度的炎症，此外，穿化纤内裤、紧身内裤、使用卫生巾使局部透气性差等，均可诱发外阴部的炎症。

(2)病史评估：评估有无外阴炎的因素存在，有无糖尿病、阴道炎病史。

2.身心状况

(1)症状：外阴瘙痒、疼痛、红、肿、灼热，性交及排尿时加重。

(2)体征：局部充血、肿胀、糜烂，常有抓痕，严重者形成溃疡或湿疹。慢性炎症者，外阴局部皮肤或黏膜增厚、粗糙、皲裂等。

(3)心理-社会状况：了解病程，了解患者对症状的反应，有无烦躁、不安等心理。

#### (二)护理诊断及合作性问题

(1)皮肤或黏膜完整性受损：与皮肤黏膜炎症有关。

(2)舒适改变:与外阴瘙痒、疼痛、分泌物增多有关。

(3)焦虑:与性交障碍、行动不便有关。

### (三)护理目标

(1)患者皮肤与黏膜完整。

(2)患者病情缓解或好转,舒适感增加。

(3)患者情绪稳定,积极配合治疗与护理。

### (四)护理措施

1.一般护理

炎症期间宜进食清淡且富含营养的食物,禁食辛辣、刺激性食物。

2.心理护理

患者常出现烦躁不安、焦虑紧张,应帮助患者树立信心,减轻心理负担,坚持治疗,讲究患者常出现烦躁不安、焦虑紧张,应帮助患者树立信心,减轻心理负担,坚持治疗,讲究卫生。

3.病情监护

积极寻找病因,消除刺激原。

4.治疗护理

(1)治疗原则:去除病因,积极治疗原发病,如阴道炎、尿瘘、粪瘘、糖尿病等。

(2)治疗配合:保持外阴清洁干燥,局部使用约 40 ℃的 1∶5 000 高锰酸钾溶液坐浴,每天2 次,每次15～30分钟,5～10 次为 1 个疗程。如有破溃,可涂抗生素软膏或紫草油,急性期可用物理治疗。

### (五)健康指导

(1)卫生宣教,指导妇女穿棉质内裤,减少分泌物刺激,对公共场所,如游泳池、公共浴室等谨慎出入,注意经期、孕期、产期及流产后的生殖道清洁,防止感染。

(2)定期妇科检查,积极参与普查与普治。

(3)指导用药方法及注意事项。

(4)加强性道德教育,纠正不良性行为。

### (六)护理评价

(1)患者诉说外阴瘙痒症状减轻,舒适感增加。

(2)患者焦虑缓解或消失,掌握了卫生保健常识,能养成良好卫生习惯。

## 二、前庭大腺炎

细菌侵入前庭大腺腺管内致腺管充血、水肿称为前庭大腺炎。

### (一)护理评估

1.健康史

(1)病因评估:前庭大腺腺管开口位于小阴唇与处女膜之间,在性交、流产、分娩或其他情况污染外阴部时,病原体易侵入引起炎症,因此,以育龄妇女多见,主要病原体为葡萄球菌、链球菌、大肠埃希菌、淋病奈瑟菌及沙眼衣原体等。急性炎症发作时,细菌先侵犯腺管,腺管口因炎症肿胀阻塞,渗出物不能排出,积存而形成脓肿,称为前庭大腺脓肿(又称巴氏腺脓肿),多发于一侧。如急性炎症消退,腺管口粘连阻塞,分泌物不能外流,脓液转清,则形成前庭大腺囊肿,多为单侧,大小不等,可持续数年不增大。患者往往无自觉症状。

(2)病史评估:了解患者有无反复的外阴感染史及卫生习惯。

2.身心状况

(1)症状:初起时局部肿胀、疼痛、烧灼感,行走不便,可伴有大、小便困难等。有时可出现发热等全身症状(表 6-1)。

**表 6-1 前庭大腺炎临床类型及身体状况**

| 临床类型 | 身体状况 |
|---|---|
| 急性期 | (1)大阴唇下 1/3 处疼痛、肿胀,严重时行走受限。检查局部可见皮肤红、肿、热、压痛。<br>(2)脓肿形成时,可触及波动感,脓肿直径可达 5～6 cm,可自行破溃。如破口大,引流通畅,脓液流出后炎症消退;如破口小,引流欠佳,炎症持续不退或反复发作。<br>(3)可出现全身不适、发热等全身症状 |
| 慢性期 | 慢性期囊肿形成,患者感到外阴部有坠胀感或性交不适。检查时局部可触及囊性肿物,大小不一,有时可反复急性发作 |

(2)体征:外阴部皮肤红肿、压痛明显。当脓肿形成时,疼痛加剧,并可触及波动感,脓肿直径可达5～6 cm。

(3)心理-社会状况:了解病程,了解患者对症状的反应,有无烦躁、不安等心理,患者常有因害羞或怕痛而未及时诊治的心理障碍。

### (二)辅助检查

取前庭大腺开口处分泌物做细菌培养,确定病原体。

### (三)护理诊断及合作性问题

(1)皮肤完整性受损:与脓肿自行破溃或手术切开引流有关。

(2)疼痛:与局部炎症刺激有关。

### (四)护理目标

(1)患者皮肤保持完整。

(2)疼痛缓解或好转。

### (五)护理措施

1.一般护理

急性期患者应卧床休息,饮食易消化,富含营养。

2.心理护理

患者常常烦躁不安、焦虑紧张,应尊重患者,为患者保密,以解除其忧虑,使其积极治疗,帮助其建立治愈疾病的信心和生活的勇气。

3.病情监护

观察患者的生命体征,重点观察体温变化,观察伤口愈合情况。

4.治病护理

(1)治疗原则:急性期局部热敷或坐浴,抗生素消炎治疗;脓肿形成或囊肿较大时,切开引流或行囊肿造口术,保持腺体功能,防止复发。

(2)治疗配合:急性炎症发作时,取前庭大腺开口处分泌物做细菌培养,确定病原体。根据细菌培养结果和药物敏感试验选用抗生素口服或肌内注射。脓肿形成或囊肿较大时,切开引流或行囊肿造口术,并放置引流条。术后保持局部清洁,引流条每天更换一次,外阴用 1∶5 000 氯己定棉球擦拭,每天擦洗外阴2 次,也可用清热解毒中药热敷或坐浴,每天 2 次。

### (六)健康指导

(1)向患者及家属讲解此病的病因及预防措施,指导患者注意外阴清洁卫生。

(2)告知患者及家属月经期、产褥期禁止性交;月经期应使用消毒卫生巾预防感染;术后注意事项及正确用药。告知患者相关卫生保健常识,养成良好卫生习惯。

### (七)护理评价

(1)患者诉说外阴不适症状减轻,舒适感增加。

(2)患者接受医护人员指导,焦虑缓解或消失。

阴道炎是阴道黏膜及黏膜下结缔组织的炎症,是妇科常见病。正常健康妇女由于解剖结构、组织特点,阴道对病原体的侵入有自然防御功能。当各种因素导致自然防御功能降低，阴道内生态平衡遭到破坏时，病原体侵入导致阴道炎症。幼女及绝经后妇女由于雌激素缺乏，阴道上皮薄，阴道抵抗力低，比青春期及育龄期妇女更易受感染。

## 三、滴虫性阴道炎

滴虫性阴道炎是由阴道毛滴虫引起的最常见的阴道炎。阴道毛滴虫主要寄生于女性阴道，也可存在于尿道、尿道旁腺及膀胱。男性可存在于包皮皱襞、尿道及前列腺内。滴虫适宜生长在温度为25～40 ℃，pH 为5.2～6.6的潮湿环境。月经前后，阴道内酸性减弱，接近中性，隐藏在腺体及阴道皱襞中的滴虫常得以繁殖，而发生滴虫性阴道炎。此病的传播途径有经性交的直接传播及经游泳池、浴盆、厕所、衣物、器械等途径的间接传播。

### (一)护理评估

1.健康史

(1)病因评估：阴道毛滴虫呈梨形，体积为多核白细胞的2～3倍。滴虫顶端有4根鞭毛，体部有波动膜，后端尖并有轴柱凸出。活的滴虫透明无色，如水滴，鞭毛随波动膜的波动而活动(图6-1)。阴道毛滴虫极易传播，pH在4.5以下时便受到抑制甚至致死。pH上升至7.5时，其繁殖可完全被抑制。在妊娠期和月经来潮前后，阴道pH升高，可使阴道毛滴虫的感染率和发病率升高。

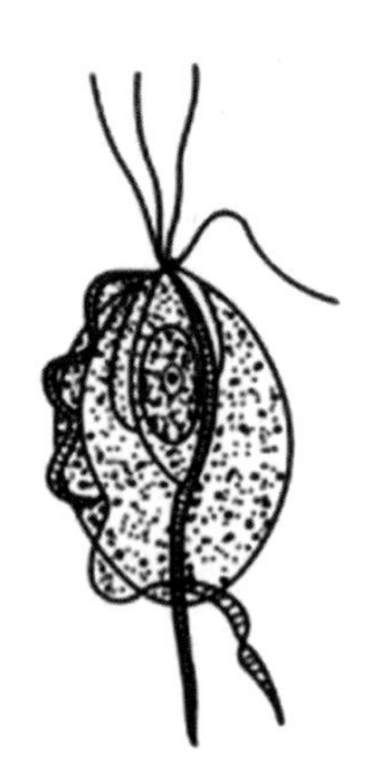

图6-1　滴虫模式图

(2)病史评估：评估发作与月经周期的关系，既往阴道炎病史，个人卫生情况；分析感染经过；了解治疗经过。

2.身心状况

(1)症状：主要症状为白带呈稀薄泡沫状，量多及伴有外阴、阴道口瘙痒。如有其他细菌混合感染，白带可呈黄绿色、血性、脓性且有臭味。局部可有灼热、疼痛、性交痛。合并尿路感染，可有尿频、尿痛、血尿。阴道毛滴虫能吞噬精子，阻碍乳酸生成，影响精子在阴道内存活，可致不孕。

(2)体征：妇科检查时可见阴道黏膜充血，严重时有散在的出血点。有时可见阴道后穹隆处有液性或脓性泡沫状分泌物。

(3)心理-社会状况：患者常因炎症反复发作而烦恼，出现无助感。

### (二)辅助检查

(1)悬滴法：在玻片上加1滴温生理盐水，自阴道后穹隆处取少许分泌物混于生理盐水中，用低倍镜检查，如有滴虫，可见其活动。阳性率可达80%～90%。取分泌物检查前24～48小时，避免性交、阴道灌洗及阴道上药。

(2)培养法：适于症状典型而悬滴法未见滴虫者，可用培养基培养，其准确率可达98%。

### (三)护理诊断及合作性问题

(1)知识缺乏：缺乏对疾病传染途径的认识及缺乏阴道炎治疗的知识。

(2)舒适改变：与外阴瘙痒、分泌物增多有关。

(3)组织完整性受损：与分泌物增多、外阴瘙痒、搔抓有关。

### (四)护理目标

(1)患者能说出疾病传染的途径、阴道炎的治疗与日常防护知识。

(2)患者分泌物减少.舒适度提高。保持组织完整性，无破损。

### (五)护理措施

#### 1.一般护理

注意个人卫生，保持外阴部清洁、干燥，避免搔抓外阴导致皮肤破损。

#### 2.心理护理

解除患者因疾病带来的烦恼，减轻其对确诊后的心理压力，增强治疗疾病的信心。告知患者夫妇滴虫性阴道炎的传播途径、临床表现、治疗方法和注意事项，减轻他们的焦虑心理，同时鼓励他们积极配合治疗。

#### 3.病情观察

观察患者的外阴瘙痒症状、阴道分泌物的量及颜色等。

#### 4.治疗护理

(1)治疗原则：杀灭阴道毛滴虫，保持阴道的自净作用，防止复发，夫妻双方要同时治疗，切断直接传染途径。

(2)治疗配合:①局部治疗:增强阴道酸性环境,用1%乳酸溶液、0.5%醋酸溶液或1∶5 000高锰酸钾溶液冲洗阴道后,每晚睡前用甲硝唑200 mg,置于阴道后穹隆,每天一次,10天为1个疗程。②全身治疗:甲硝唑(灭滴灵)每次200~400 mg,每天3次口服,10天为1个疗程。③指导患者正确用药,按疗程坚持用药,注意冲洗液的浓度、温度。④观察用药后反应:甲硝唑口服后偶见胃肠道反应,如食欲缺乏、恶心、呕吐及白细胞减少、皮疹等,一旦发现,应报告医师并停药。妊娠期、哺乳期妇女应慎用,因为药能通过胎盘进入胎儿体内,并可由乳汁排泄。

### (六)健康指导

(1)做好卫生宣教,积极开展普查普治,消灭传染源,严格禁止滴虫阴道炎或带虫者进入游泳池。医疗单位做好消毒隔离,防止交叉感染。治疗期间勤换内裤,内裤、坐浴及洗涤用物应煮沸消毒5~10分钟以消灭病原体,禁止性生活,避免交叉或重复感染的机会。哺乳期妇女在用药期间或用药后24小时内不宜哺乳。经期暂停坐浴、阴道冲洗及阴道用药。

(2)夫妻应双双检查,男方若查出毛滴虫,夫妻应同治,有助于提高疗效,治疗期间应禁止性生活。

(3)治愈标准:治疗后应在每次月经干净后复查1次,连续3次均为阴性,方为治愈。

### (七)护理评价

(1)患者自诉外阴不适症状减轻,舒适感增加,悬滴法试验连续3个周期复查为阴性。

(2)患者正确复述预防及治疗此疾病的相关知识。

## 四、外阴阴道假丝酵母病

外阴阴道假丝酵母病(vulvovaginal candidiasis,VVC)也称外阴阴道念珠菌病,是一种常见的外阴、阴道炎,80%~90%的病原体为白假丝酵母,其发病率仅次于滴虫阴道炎。白假丝酵母是真菌,不耐热,加热至60 ℃,持续1小时,即可死亡;但对干燥、日光、紫外线及化学制剂的抵抗力较强。

### (一)护理评估

1.健康史

(1)病因评估:假丝酵母为条件致病菌,可存在口腔、肠道和阴道而不引起症状。当阴道内糖原增多、酸度增加、局部细胞免疫力下降时,假丝酵母可繁殖并引起炎症,故外阴阴道假丝酵母菌病多见于孕妇、糖尿病患者及接受大量雌激素治疗者。此外,长期应用抗生素、服用类固醇皮质激素或免疫缺陷综合征等,可以改变阴道内微生物之间的相互制约关系,易发此症;紧身化纤内裤、肥胖可使会阴局部的温度及湿度增加,也易使假丝酵母得以繁殖而引起感染。

(2)传播途径评估:①内源性感染为主要感染,假丝酵母除寄生阴道外,还可寄生于人的口腔、肠道,这些部位的假丝酵母可互相传染。②通过性交直接传染。③通过接触感染的衣物等间接传染。

(3)病史评估:了解有无糖尿病及长期使用抗生素、雌激素、类固醇皮质激素病史,了解个人卫生习惯及有无不洁性生活史。

2.身心状况

(1)症状:外阴、阴道奇痒,坐卧不安,痛苦异常,可伴有尿痛、尿频、性交痛。阴道分泌物为干酪样或豆渣样。

(2)体征:妇科检查见小阴唇内侧、阴道黏膜红肿并附着白色块状薄膜,容易剥离,下面为糜烂及溃疡。

(3)心理-社会状况:患者常因外阴瘙痒痛苦不堪,由于影响休息与睡眠,产生忧虑与烦躁,评估患者心理障碍及影响疾病治疗的原因。

3.辅助检查

(1)悬滴法:在玻片上加1滴温生理盐水,自阴道后穹隆处取少许分泌物混于生理盐水中,用低倍镜检查,若找到白假丝酵母的芽孢和假菌丝即可确诊。

(2)培养法:适于症状典型而悬滴法未见白假丝酵母者,可用培养基培养。

### (二)护理诊断及合作性问题

1.焦虑

与易复发,影响休息与睡眠有关。

2.组织完整性受损

与分泌物增多、外阴瘙痒、搔抓有关。

### (三)护理目标

(1)患者情绪稳定,积极配合治疗与护理。

(2)患者病情改善,舒适度提高。

(3)保持组织完整性,组织无破损。

### (四)护理措施

1.一般护理

注意个人卫生,保持外阴部清洁、干燥,避免搔抓外阴以免皮肤破损。

2.心理护理

向患者讲解外阴阴道假丝酵母病的病因、治疗方法和注意事项等,消除患者的顾虑和焦虑心理,使其积极配合治疗。

3.病情观察

观察患者的外阴瘙痒症状、阴道分泌物的量及颜色等。

4.治疗护理

(1)治疗原则:消除诱因,改变阴道 pH,根据患者情况选择局部或全身应用抗真菌药杀灭致病菌。

(2)用药护理:①局部治疗:用 2%～4%碳酸氢钠溶液冲洗阴道或坐浴,再选用制霉菌素栓剂、克霉唑栓剂、咪康唑栓剂等置于阴道内,一般 7～10 天为 1 个疗程。②全身用药:若局部用药效果较差或病情顽固者,可选用伊曲康唑、氟康唑、酮康唑等口服。③用药注意:孕妇要积极治疗,否则阴道分娩时新生儿易感染发生鹅口疮。妊娠期坚持局部治疗,禁用口服唑类药物。勤换内裤,内裤、坐浴及洗涤用物应煮沸消毒 5～10 分钟以消灭病原体,避免交叉和重复感染的机会。④用药护理:嘱阴道灌洗或坐浴应注意药液浓度和治疗时间,灌洗药物要充分溶化,温度一般为 40 ℃,切忌过烫,以免烫伤皮肤。

### (五)健康指导

(1)做好卫生宣教,养成良好的卫生习惯,每天洗外阴、换内裤。切忌搔抓。

(2)约 15%男性与女性患者接触后患有龟头炎,对有症状男性也应进行检查与治疗。

(3)鼓励患者坚持用药,不随意中断疗程。

(4)嘱积极治疗糖尿病等疾病,正确使用抗生素、雌激素,以免诱发外阴阴道假丝酵母病。

### (六)护理评价

(1)患者分泌物减少,性状转为正常,舒适感增加。

(2)患者正确复述预防及治疗此疾病的相关知识,做到积极配合并坚持治疗。

## 五、萎缩性阴道炎

萎缩性阴道炎属非特异性阴道炎，常见于绝经后及卵巢切除后或盆腔放疗者。绝经后的萎缩性阴道炎又称老年性阴道炎。

### （一）护理评估

1.健康史

（1）病因评估：①妇女绝经后；②手术切除卵巢；③产后闭经；④药物假绝经治疗；⑤盆腔放疗后等。由于雌激素水平降低，阴道上皮萎缩变薄，上皮细胞内糖原减少，阴道内 pH 增高，阴道自净作用减弱，局部抵抗力降低，致病菌入侵后易繁殖引起炎症。

（2）病史评估：了解有无糖尿病及长期使用抗生素、雌激素、类固醇皮质激素病史；了解个人卫生习惯及有无不洁性生活史；了解有无进行盆腔放疗等。

2.身心状况

（1）症状：白带增多，多为黄水状，严重感染时可呈脓性，有臭味。黏膜有浅表溃疡时，分泌物可为血性，有的患者可有点滴出血，可伴有外阴瘙痒、灼热、尿频、尿痛、尿失禁等症状。

（2）体征：妇科检查可见阴道皱襞消失，上皮菲薄，黏膜出血，表面可有小出血点或片状出血点；严重时可形成浅表溃疡，阴道弹性消失、狭窄，慢性炎症、溃疡还可引起阴道粘连，导致阴道闭锁。

（3）心理-社会状况：老年人常因思想比较保守，不愿就医而出现无助感。其他患者常因知识缺乏而病急乱投医，因此，应注意评估影响患者不愿就医的因素及家庭支持系统。

3.辅助检查

取分泌物检查，悬滴法排除滴虫性阴道炎和外阴阴道假丝酵母菌病；有血性分泌物时，常需做宫颈刮片或分段诊刮排除宫颈癌和子宫内膜癌。

### （二）护理诊断及合作性问题

（1）舒适改变：与外阴瘙痒、疼痛、分泌物增多有关。

（2）知识缺乏：与缺乏绝经后妇女预防保健知识有关。

（3）有感染的危险：与局部分泌物增多、破溃有关。

### （三）护理目标

（1）患者分泌物减少，性状转为正常，舒适感增加。

(2)患者正确复述预防及治疗此疾病的相关知识,做到积极配合并坚持治疗。

(3)患者无感染发生或感染被及时发现和控制,体温、血白细胞正常。

### (四)护理措施

1.一般护理

嘱患者保持外阴清洁,勤换内裤。穿棉织内裤,减少刺激等。

2.心理护理

使患者了解老年性阴道炎的病因和治疗方法,减轻其焦虑;对卵巢切除、放疗者给予心理安慰与相关医学知识解释,增强其治疗疾病的信心;解释雌激素替代疗法可缓解症状,帮助其建立治愈疾病的信心。

3.病情观察

观察白带性状、量、气味,有无外阴瘙痒、灼热及膀胱刺激症状等。

4.治疗护理

(1)治疗原则:增强阴道黏膜的抵抗力,抑制细菌生长繁殖。

(2)治疗配合。①增加阴道酸度:用0.5%醋酸或1%乳酸溶液冲洗阴道,每天1次。阴道冲洗后,将甲硝唑200 mg或氧氟沙星200 mg,放入阴道深部,每天1次,7～10天为1个疗程。②增加阴道抵抗力:针对病因给予雌激素制剂,可局部用药,也可全身用药。将己烯雌酚0.125～0.25 mg,每晚放入阴道深部,7天为1个疗程。③全身用药:可口服尼尔雌醇,首次4 mg,以后每2～4周1次,每晚2 mg,维持2～3个月。

### (五)健康指导

(1)对围绝经期、老年妇女进行健康教育,使其掌握预防老年性阴道炎的措施及技巧。

(2)指导患者及其家属阴道灌洗、上药的方法和注意事项。用药前洗净双手及会阴,减少感染的机会。自己用药有困难者,指导其家属协助用药或由医务人员帮助使用。

(3)告知使用雌激素治疗可出现的症状,嘱乳癌或子宫内膜癌患者慎用雌激素制剂。

### (六)护理评价

(1)患者分泌物减少,性状转为正常,舒适感增加。

(2)患者正确复述预防及治疗此疾病的相关知识,做到积极配合并坚持治疗。

# 第二节　子 宫 颈 炎

子宫颈炎是指子宫颈发生的急性/慢性炎症。子宫颈炎是妇科常见疾病之一,包括宫颈阴道部炎症及宫颈管黏膜炎症。临床上分为急性子宫颈炎和慢性子宫颈炎。临床多见的子宫颈炎是急性子宫颈管黏膜炎,若急性子宫颈炎未经及时诊治或病原体持续存在,可导致慢性子宫颈炎症。

由于宫颈管黏膜上皮为单层柱状上皮,抗感染能力较差,当遇到多种病原体侵袭、物理化学因素刺激、机械性子宫颈损伤、子宫颈异物等,引起子宫颈局部充血、水肿,上皮变性、坏死,黏膜、黏膜下组织、腺体周围大量中性粒细胞浸润,或子宫颈间质内有大量淋巴细胞、浆细胞等慢性炎细胞浸润,可伴有子宫颈腺上皮及间质增生和鳞状上皮化生。因子宫颈阴道部鳞状上皮与阴道鳞状上皮相延续,亦可由阴道炎症引起宫颈阴道部炎症。

病原体种类。①性传播疾病的病原体:主要是淋病奈瑟菌及沙眼衣原体。②内源性病原体:与细菌性阴道病病原体、生殖道支原体感染有关。

## 一、护理评估

### (一)健康史

1.一般资料

年龄、月经史、婚育史,是否处在妊娠期。

2.既往疾病史

详细了解有无阴道炎、性传播疾病及子宫颈炎症的病史,包括发病时间、病程经过、治疗方法及效果。

3.既往手术史

详细询问分娩手术史,了解阴道分娩时有无宫颈裂伤;是否做过妇科阴道手术操作及有无宫颈损伤、感染史。

4.个人生活史

了解个人卫生习惯,分析可能的感染途径。

### (二)生理状况

1.症状

(1)急性子宫颈炎:阴道分泌物增多,呈黏液脓性,阴道分泌物的刺激可引起外阴瘙痒及灼热感;可出现月经间期出血、性交后出血等症状;常伴有尿道症状,如尿急、尿频、尿痛。

(2)慢性子宫颈炎:患者多无症状,少数患者可有阴道分泌物增多,呈淡黄色或脓性,偶有接触性出血、月经间期出血,偶有分泌物刺激引起外阴瘙痒或不适。

2.体征

(1)急性子宫颈炎:检查见脓性或黏液性分泌物从子宫颈管流出;用棉拭子擦拭子宫颈管时,容易诱发子宫颈管内出血。

(2)慢性子宫颈炎:检查可见宫颈呈糜烂样改变,或有黄色分泌物覆盖子宫颈口或从宫颈管流出,也可见子宫颈息肉或子宫颈肥大。

3.辅助检查

(1)实验室检查:分泌物涂片做革兰染色,中性粒细胞>30/高倍视野;阴道分泌物湿片检查白细胞>10/高倍视野;做淋病奈瑟菌及沙眼衣原体检测,以明确病原体。

(2)宫腔镜检查:镜下可见血管充血,宫颈黏膜及黏膜下组织、腺体周围大量中性粒细胞浸润,腺腔内可见脓性分泌物。

(3)宫颈细胞学检查:宫颈刮片、宫颈管吸片,与宫颈上皮瘤样病变或早期宫颈癌相鉴别。

(4)阴道镜及活组织检查:必要时进行,以明确诊断。

### (三)高危因素

(1)性传播疾病,年龄<25岁,多位性伴侣或新性伴侣且为无保护性交。

(2)细菌性阴道病。

(3)分娩、流产或手术致子宫颈损伤。

(4)卫生不良或雌激素缺乏,局部抗感染能力差。

### (四)心理-社会因素

1.对健康问题的感受

是否存在因无明显症状,而不重视或延误治疗。

2.对疾病的反应

是否因病变在宫颈,又涉及生殖器官与性,而不愿及时就诊;或因阴道分泌物增多引起不适;或治疗效果不明显而烦躁不安;或遇有白带带血或接触性出血时,担心疾病的严重程度,疑有癌变而恐惧、焦虑。

3.家庭、社会及经济状况

家人对患者是否关心;家庭经济状况及是否有医疗保险。

## 二、护理诊断

### (一)皮肤完整性受损

其与宫颈上皮糜烂及炎性刺激有关。

### (二)舒适的改变

其与白带增多有关。

### (三)焦虑

其与害怕宫颈癌有关。

## 三、护理措施

### (一)症状护理

1.阴道分泌物增多

观察阴道分泌物颜色、性状、气味及量,选择合适的药液进行阴道冲洗。在不清楚种类时,不可滥用冲洗液,指导患者勤换会阴垫及内裤,保持外阴清洁干燥。

2.外阴瘙痒与灼痛

嘱患者尽量避免搔抓,防止外阴部皮肤破损,减少活动,避免摩擦外阴。

### (二)用药护理

药物治疗主要用于急性子宫颈炎。

1.遵医嘱用药

(1)经验性抗生素治疗:在未获得病原体检测结果前,采用针对衣原体的经验性抗生素治疗,阿奇霉素 1 g,单次顿服,或多西环素 100 mg,每天 2 次,连服 7 天。

(2)针对病原体的抗生素治疗:临床上除选用抗淋病奈瑟菌的药物外,同时应用抗衣原体感染的药物。对于单纯急性淋病奈瑟菌性子宫颈炎,常用药物有头孢菌素,如头孢曲松钠 250 mg,单次肌内注射,或头孢克肟 400 mg,单次口服等;对沙眼衣原体所致子宫颈炎,治疗药物有四环素类,如多西环素 100 mg,每天2次，连服7天。

2.用药观察

注意观察药物的不良反应，若出现不良反应，立即停药并通知医师。

3.用药注意事项

注意药物的半衰期及有效作用时间；注意药物的配伍禁忌；抗生素应现配现用。

4.用药指导

若病原体为沙眼衣原体及淋病奈瑟菌，应对性伴侣进行相应的检查和治疗。

### （三）物理治疗及手术治疗的护理

1.宫颈糜烂样改变

若为无症状的生理性柱状上皮异位，无须处理；对伴有分泌物增多、乳头状增生或接触性出血，可给予局部物理治疗，包括激光、冷冻、微波等，也可以给予中药作为物理治疗前后的辅助治疗。

2.慢性子宫颈黏膜炎

针对病因给予治疗，若病原体不清可试用物理治疗，方法同上。

3.子宫颈息肉

配合医师行息肉摘除术。

4.子宫颈肥大

一般无须治疗。

### （四）心理护理

(1)加强疾病知识宣传，引导患者正确认识疾病，及时就诊，接受规范治疗。

(2)向患者解释疾病与健康的问题，鼓励患者表达自己的想法。对病程长、迁延不愈的患者，给予关心和耐心解说，告知疾病的过程及防治措施；对病理检查发现宫颈上皮有异常增生的病例，告知通过密切监测，坚持治疗，可阻断癌变途径，以缓解焦虑心理，增加治疗的信心。

(3)与家属沟通，让其多关心患者，支持患者，坚持治疗，促进康复。

## 四、健康指导

### （一）讲解疾病知识

向患者讲解子宫颈炎的疾病知识，告知及时就诊和规范治疗的重要性。

### （二）个人卫生指导

嘱患者保持外阴清洁，每天清洗外阴2次，养成良好的卫生习惯，尤其是经期、孕产期及产褥期卫生，避免感染发生。

#### （三）随访指导

告知患者，物理治疗后有分泌物增多，甚至有多量水样排液，在术后1～2周脱痂时可有少量出血，是创面愈合的过程，不必应诊；如出血量多于月经量则需到医院就诊处理；在物理治疗后2个月内禁止性生活、盆浴和阴道冲洗；治疗后经过2个月经周期，于月经干净后3～7天来院复查，评价治疗效果，效果欠佳者可进行第二次治疗。

#### （四）体检指导

坚持每1～2年做1次体检，及早发现异常，及早治疗。

### 五、注意事项

（1）治疗前，应常规做宫颈刮片行细胞学检查。

（2）在急性生殖器炎症期不做物理治疗。

（3）治疗时间应选在月经干净后3～7天内进行。

（4）物理治疗后可出现阴道分泌物增多，甚至有大量水样排液，在术后1～2周脱痂时可有少许出血。

（5）应告知患者，创面完全愈合时间为4～8周，期间禁盆浴、性交和阴道冲洗。

（6）物理治疗有引起术后出血、宫颈管狭窄、感染的可能，应定期复查，观察创面愈合情况直到痊愈，同时检查有无宫颈管狭窄。

## 第三节　盆腔炎性疾病

盆腔炎性疾病（PID）是指女性上生殖道的一组炎性疾病，主要包括子宫内膜炎、输卵管炎、输卵管卵巢脓肿、盆腔腹膜炎。最常见的是输卵管炎及输卵管卵巢脓肿。

女性生殖系统具有比较完善的自然防御功能，当自然防御功能遭到破坏，或机体免疫力降低、内分泌发生变化或外源性病原体入侵而导致子宫内膜、输卵管、卵巢、盆腔腹膜、盆腔结缔组织发生炎症。感染严重时，可累及周围器官和组织，当病原体毒性强、数量多、患者抵抗力低时，常发生败血症及脓毒血症，若未得到及时治疗可能发生盆腔炎性疾病后遗症。

## 一、护理评估

### （一）健康史

（1）了解既往疾病史、用药史、月经史及药物过敏史。

（2）了解流产、分娩的时间、经过及处理。

（3）了解本次患病的起病时间、症状、疼痛性质、部位、有无全身症状。

### （二）生理状况

1.症状

（1）轻者无症状或症状轻微不易被发现，常表现为持续性下腹痛，活动或性交后加重；发热、阴道分泌物增多等。

（2）重者可表现为寒战、高热、头痛、食欲减退；月经期发病者可表现为经量增多、经期延长；腹膜炎者出现消化道症状，如恶心、呕吐、腹胀等；若脓肿形成，可有下腹包块及局部刺激症状。

2.体征

（1）急性面容、体温升高、心率加快。

（2）下腹部压痛、反跳痛及肌紧张。

（3）检查见阴道充血；大量脓性臭味分泌物从宫颈口外流；穹隆有明显触痛；宫颈充血、水肿、举痛明显；子宫体增大有压痛且活动受限；一侧或双侧附件增厚，有包块，压痛。

3.辅助检查

（1）实验室检查：宫颈黏液脓性分泌物，或阴道分泌物 0.9%氯化钠溶液湿片中见到大量白细胞；红细胞沉降率升高；血 C 反应蛋白升高；宫颈分泌物培养或革兰染色涂片淋病奈瑟菌阳性或沙眼衣原体阳性。

（2）阴道超声检查：显示输卵管增粗，输卵管积液，伴或不伴有盆腔积液、输卵管卵巢肿块。

（3）腹腔镜检查：输卵管表面明显充血；输卵管壁水肿；输卵管伞端或浆膜面有脓性渗透物。

（4）子宫内膜活组织检查证实子宫内膜炎。

#### (三)高危因素

1.年龄

盆腔炎性疾病高发年龄为15～25岁。

2.性活动及性卫生

初次性交年龄小、有多个性伴侣、性交过频以及性伴侣有性传播疾病;有使用不洁的月经垫、经期性交等。

3.下生殖道感染

性传播疾病,如淋病奈瑟菌性宫颈炎、衣原体性宫颈炎以及细菌性阴道病。

4.子宫腔内手术操作后感染

刮宫术、输卵管通液术、子宫输卵管造影术、宫腔镜检查、人工流产、放置宫内节育器等手术时,消毒不严格或术前适应证选择不当,导致感染。

5.邻近器官炎症直接蔓延

如阑尾炎、腹膜炎等蔓延至盆腔。

6.复发

盆腔炎性疾病再次发作。

#### (四)心理-社会因素

1.对健康问题的感受

是否存在因无明显症状或症状轻,而不重视致延误治疗。

2.对疾病的反应

是否由于慢性疾病过程长,患者思想压力大而产生焦虑、烦躁情绪;若病情严重,则担心预后,患者往往有恐惧、无助感。

3.家庭、社会及经济状况

是否存在因炎症反复发作,严重影响妇女生殖健康甚至导致不孕,且增加家庭与社会经济负担。

### 二、护理诊断

#### (一)疼痛

其与感染症状有关。

#### (二)体温过高

其与盆腔急性炎症有关。

### (三)睡眠形态紊乱

其与疼痛或心理障碍有关。

### (四)焦虑

其与病程长治疗效果不明显或不孕有关。

### (五)知识缺乏

其与缺乏经期卫生知识有关。

## 三、护理措施

### (一)症状护理

1.密切观察

分泌物增多,观察阴道分泌物颜色、性状、气味及量,选择合适的药液进行阴道冲洗。在不清楚阴道炎的种类时,不可滥用冲洗液,指导患者勤换会阴垫及内裤,保持外阴清洁干燥。

2.支持疗法

卧床休息,取半卧位,有利于脓液积聚于直肠子宫陷凹,使炎症局限;给高热量、高蛋白、高维生素饮食或半流质饮食,及时补充丢失的液体;对出现高热的患者,采取物理降温,出汗时及时更衣,保持身体清洁舒服;若患者腹胀严重,应行胃肠减压。

3.症状观察

密切监测生命体征,测体温、脉搏、呼吸、血压,每 4 小时 1 次;物理降温后 30 分钟测体温,以观察降温效果。若患者突然出现腹痛加剧,寒战、高热、恶心、呕吐、腹胀,应立即报告医师,同时做好剖腹探查的准备。

### (二)用药护理

1.门诊治疗

指导患者遵医嘱用药,了解用药方案并告知注意事项。常用方案:头孢西丁钠 2 g,单次肌内注射,同时口服丙磺舒 1 g,然后改为多西环素 100 mg,每天 2 次,连服 14 天,可同时加服甲硝唑 400 mg,每天 2~3 次,连服 14 天;或选用其他第三代头孢菌素与多西环素、甲硝唑合用。

2.住院治疗

严格遵医嘱用药,了解用药方案并密切观察用药反应。

(1)头霉素类或头孢菌素类药物:头孢西丁钠 2 g,静脉滴注,每 6 小时 1 次。

头孢替坦二钠2 g,静脉滴注,每12小时1次。加多西环素100 mg,每12小时1次,静脉输注或口服。对不能耐受多西环素者,可用阿奇霉素替代,每次500 mg,每天1次,连用3天。对输卵管卵巢脓肿患者,可加用克林霉素或甲硝唑。

(2)克林霉素与氨基糖苷类药物联合方案:克林霉素900 mg,每8小时1次,静脉滴注;庆大霉素先给予负荷量(2 mg/kg),然后予维持量(1.5 mg/kg),每8小时1次,静脉滴注;临床症状、体征改善后继续静脉应用24~48小时,克林霉素改口服,每次450 mg,1天4次,连用14天;或多西环素100 mg,每12小时1次,连续用药14天。

3.观察药物疗效

若用药后48~72小时,体温持续不降,患者症状加重,应及时报告医师处理。

4.中药治疗

主要为活血化瘀、清热解毒药物。可遵医嘱指导服中药或用中药外敷腹部,若需进行中药保留灌肠,按保留灌肠操作规程完成。

#### (三)手术护理

1.药物治疗无效

经药物治疗48~72小时,体温持续不降,患者中毒症状加重或包块增大者。

2.脓肿持续存在

经药物治疗病情好转,继续控制炎症数天(2~3周),包块仍未消失但已局限化。

3.脓肿破裂

突然腹痛加剧,寒战、高热、恶心、呕吐、腹胀,检查腹部拒按或有中毒性休克表现。

#### (四)心理护理

(1)关心患者,倾听患者诉说,鼓励患者表达内心感受,通过与患者进行交流,建立良好的护患关系,尽可能满足患者的合理需求。

(2)加强疾病知识宣传,解除患者思想顾虑,增加其对治疗的信心。

(3)与家属沟通,指导家属关心患者,与患者及家属共同探讨适合个人的治疗方案,取得家人的理解和帮助,减轻患者心理压力。

### 四、健康指导

#### (一)讲解疾病知识

向患者讲解盆腔炎性疾病的疾病知识,告知及时就诊和规范治疗的重要性。

#### (二)个人卫生指导

保持会阴清洁做好经期、孕期及产褥期的卫生宣传。

#### (三)性生活指导及性伴侣治疗

注意性生活卫生,月经期禁止性交。

#### (四)饮食生活指导

给高热量、高蛋白、高维生素饮食,增加营养,积极锻炼身体,注意劳逸结合,不断提高机体抵抗力。

#### (五)随访指导

对于抗生素治疗的患者,应在72小时内随诊,明确有无体温下降、反跳痛减轻等临床症状改善。若无改善,需做进一步检查。对沙眼衣原体以及淋病奈瑟菌感染者,可在治疗后4～6周复查病原体。

### 五、注意事项

#### (一)倾听患者主诉

应仔细倾听患者主诉,全面了解患者疾病史,认真阅读治疗方案,制订相应的护理计划,配合完成相应治疗和处理。

#### (二)预防宣传

(1)注意性生活卫生,减少性传播疾病。

(2)及时治疗下生殖道感染。

(3)进行公共卫生教育,提高公民对生殖道感染的认识,明白预防感染的重要性。

(4)严格掌握妇科手术指征,做好术前准备,严格无菌操作,预防感染。

(5)及时治疗盆腔炎性疾病,防止后遗症发生。

## 第四节　女性生殖内分泌疾病

### 一、功能失调性子宫出血

#### (一)概述

功能失调性子宫出血简称功血,是由于调节生殖的下丘脑-垂体-卵巢轴功能失调引起的异常子宫出血，全身及内外生殖器官无明显器质性病变存在。常表现为月经周期长短不一、经期延长、经量过多或不规则阴道流血。按发病机制可分无排卵性和排卵性功血，前者占 70%～80%，多见于青春期及绝经过渡期妇女。后者占 20%～30%，多见于育龄妇女。

**(二)病因及临床分型**

正常月经的发生是下丘脑-垂体-卵巢轴生理调节控制下的周期性的子宫内膜剥脱性出血。正常月经的周期、持续时间、月经量呈现明显的规律性和自限性。当机体受到内部和外部各种因素诸如精神紧张、情绪变化、环境气候改变、营养不良、贫血、代谢紊乱、甲状腺、肾上腺功能异常等疾病影响时，均可引起下丘脑-垂体-卵巢轴功能调节异常，从而导致月经失调。临床按照卵巢功能发生障碍的时期，可将其分为下列 2 种类型。

1.无排卵性功血

无排卵性功血好发于青春期和绝经过渡期，育龄期少见。青春期功血患者下丘脑-垂体-卵巢轴尚未成熟，未能建立稳定的周期性调控机制，尤其对雌激素的正反馈作用存在缺陷，FSH 呈持续低水平，月经中期无 LH 高峰形成，虽有大量卵泡生长，但不能形成成熟卵泡而排卵。青春期少女正处于生理与心理的急剧变化期，情绪多变，感情脆弱，发育不健全的下丘脑-垂体-卵巢轴更易受到内外环境的多因素影响。在绝经过渡期，卵巢功能逐渐衰退，卵泡逐渐耗尽，剩余卵泡又对垂体促性腺激素的反应性降低，雌激素分泌量波动不能形成排卵前高峰，故不排卵。生育期妇女既可因某种内外环境刺激，如劳累、应激、流产、手术和疾病等引起短暂的无排卵，也可因肥胖、多囊卵巢综合征、高泌乳素血症等引起持续无排卵。各种原因引起的无排卵均可导致子宫内膜受单纯雌激素影响，达到或超过雌激素的内膜出血阈值，而无孕激素对抗，从而发生雌激素突破性出血。无排卵性功血也可因雌激素撤退出血引起，子宫内膜在单纯雌激素的刺激下持续增生，此时可因一批卵泡闭锁导致雌激素水平下降，内膜失去支持而剥脱出血。

无排卵性功血的子宫出血还与子宫内膜出血的自限性机制缺陷有关，如子宫内膜组织脆性增加、子宫内膜脱落不全、子宫血管结构与功能异常、凝血机制障碍等都可能导致功血。

2.排卵性功血

多发生于育龄期妇女，卵巢虽然有排卵功能，但黄体功能异常，可分为黄体功能不足和子宫内膜不规则脱落两种类型。黄体功能不足的原因在于神经内分泌调节功能紊乱，导致卵泡期 FSH 缺乏，卵泡发育缓慢，使雌激素分泌减少，从而对垂体及下丘脑正反馈不足；LH 峰值不高，使黄体发育不全，孕激素分泌减少，使子宫内膜分泌反应不足。此外，生理性因素如初潮、分娩后及绝经过渡期，也可能因下丘脑-垂体-卵巢轴功能紊乱，导致黄体功能不足。子宫内膜不规则脱落者，在月经周期中，患者有排卵，黄体发育良好，但由于下丘脑-垂体-卵巢轴调节功能紊乱或黄体机制异常引起萎缩过程延长，导致子宫内膜不能如期完整脱落。

### (三)临床表现

1.无排卵性功血

失去正常周期性和出血自限性，临床上主要表现为子宫不规则出血。出血间隔长短不一，短者几日，长者数月，常误诊为闭经。出血量多少不一，出血量少者只是点滴出血，多者大量出血，不能自止，导致贫血或休克。出血期间一般无腹痛或其他不适。

2.排卵性功血

黄体功能不足者表现为月经周期缩短，月经频繁。有时月经周期虽然在正常范围内，但是卵泡期延长，黄体期缩短，故不孕或早孕期流产发生率高。子宫内膜不规则脱落者，表现为月经周期正常，但经期延长，常达 9～10 天，出血量多且淋漓不净。

### (四)辅助检查

(1)诊断性刮宫：简称诊刮，其目的包括止血和明确子宫内膜病理诊断。对于生育期和绝经过渡期妇女、药物治疗无效或存在子宫内膜癌高危因素的异常子宫出血患者，应通过诊刮术排除恶性病变。对未婚患者，若激素治疗失败或疑有器质性病变，也应经患者或其家属知情同意后考虑诊刮。为确定排卵和黄体功能，应在经前期或月经来潮后 6 小时内刮宫，不规则流血或大量出血者可随时刮宫。刮宫要全面，特别注意双侧宫角部，注意宫腔大小、形态、宫壁是否光滑、刮出物性质和量。应将刮出物全部送病理学检查。

(2)超声检查：可了解子宫大小、形状，宫腔内有无赘生物，子宫内膜厚度等。

(3)宫腔镜检查：在宫腔镜直视下选择病变区进行活检，较盲取内膜的诊断价值高，尤其可排除早期宫腔病变如子宫内膜息肉、子宫黏膜下肌瘤、子宫内膜癌等。

(4)基础体温(BBT)测定：基础体温呈单相型，提示无排卵。

(5)激素测定:酌情检查 FSH、LH、$E_2$及 P。为确定有无排卵,可测定血清黄体酮和尿孕二醇。疑高催乳素血症者查 PRL。

(6)妊娠试验:有性生活史者应行妊娠试验,以排除妊娠及妊娠相关疾病。

(7)宫颈细胞学检查:巴氏染色法或 TBS 报告系统,用于排除宫颈癌及其癌前病变。

(8)宫颈黏液结晶检查:经前检查出现羊齿植物叶状结晶提示无排卵。

(9)阴道脱落细胞涂片检查:一般表现为中、低度雌激素影响。

(10)血红细胞计数及血细胞比容:了解患者贫血情况。

(11)凝血功能测试:血小板计数,出、凝血时间,凝血酶原时间,活化部分凝血酶原时间等。

**(五)护理评估**

1.病史

详细了解病史,如患者年龄、月经史、婚育史、以往健康状况,有无慢性疾病(如血液病、代谢性疾病、肝病等),了解患者发病前有无精神紧张、情绪打击、过度劳累、环境改变、服用药物等引起月经失调的诱发因素,了解发病经过,如发病时间、目前流血情况、流血前有无停经史及诊治过程,服药史等。异常子宫出血的几种类型:①月经过多。患者的月经周期规律,但月经量过多(>80 mL)或经期延长(>7 天)。②月经频发。患者的月经周期规律,但短于 21 天。③不规则出血。患者的月经周期不规则,在两次月经周期的任何时间发生子宫出血。④月经频多。患者的月经周期不规则,血量过多。

2.身体评估

测量生命体征、身高、体重,观察患者精神和营养状况、有无肥胖、贫血貌、出血点和其他病态。基础体温测定了解有无排卵;妇科检查了解盆腔无异常发现;血常规了解贫血的程度及有无合并感染;测体内雌激素、黄体酮或尿雌二醇、17α-羟孕酮及人绒毛膜促性腺激素等了解卵巢功能;宫颈黏液结晶及阴道脱落细胞涂片检查,以了解有无排卵及雌、孕激素水平。诊断性刮宫了解子宫内膜变化:于月经前 3~7 天或月经来潮 6 小时内行诊刮术,无排卵型功血者,子宫内膜检查可见增生期变化或增生过长,无分泌期出现。对疑为黄体萎缩不全者,则应在月经的第 5 天进行诊刮术,如内膜切片检查仍有分泌期反应的子宫内膜,则诊断成立。B 超了解子宫、附件是否正常。

3.心理社会评估

年轻患者常因害羞或其他顾虑而不及时就诊,中年患者则因工作较忙或无生育需求而漫不经心，病程拖延并发感染或治疗效果不佳，更产生恐惧和焦虑，影响身心健康和工作学习。患者由于对疾病不了解，担心疾病是否会影响到结婚、生育和性生活质量。围绝经期担心疾病的严重程度，怀疑肿瘤而焦虑恐惧。了解患者家属或配偶对疾病的看法。

**（六）常见护理诊断/问题**

（1）活动无耐力：与月经过多、经期延长造成贫血有关。

（2）焦虑：与缺乏相关知识及担心预后有关。

（3）有感染的危险：与出血多、持续不净及继发性贫血等有关。

（4）舒适改变：恶心，呕吐，与应用雌激素治疗有关。

（5）潜在并发症：贫血、感染等。

**（七）护理措施**

1.止血

对大量出血患者，根据医嘱立即使用性激素止血，治疗 6～8 小时内见效，24～48 小时内出血基本停止，若 96 小时以上仍不止血，需要排除其他器质性病变。

2.维持正常血容量

观察并记录患者的生命体征尤其是血压脉搏的变化。准确记录出入量。教患者准确估计流血量。对出血量多者，应督促其卧床休息，按医嘱做好配血、输血、止血措施，严密观察血压的变化，配合医师治疗方案维持患者正常血容量。

3.预防感染

严密观察与感染有关的体征，如体温、脉搏、宫体压痛等。按医嘱作白细胞计数及分类检查，以及时发现异常。如有感染征象，应及时与医师联系并选用抗生素治疗，同时做好会阴护理，保持局部清洁，防止上行性感染。

4.正确合理使用性激素

功血患者的治疗以性激素的应用为主，大剂量的口服雌激素常会引起恶心、呕吐，患者常不能坚持服药，护士要做好耐心、细致的解释工作，并帮助患者克服身体不适反应，坚持遵医嘱接受治疗。①按时按量服用激素，保持药物在血中的稳定浓度，不得随意停服或漏服。②应用性激素的止血剂量与当时流血量成正比，大量出血时所需要的激素剂量都超过正常生理量，这样就存在逐步减低药量的问题。药物减量必须按规定在流血停止后方能开始，每 3 天减量一次，每次减量不得超过原剂量的 1/3。③维持量服用时间，通常按停药后发生撤退出血的时间，与患者上一次行经时间相同考虑。④指导患者在治疗期间如出现不规则阴道流血，应及时就诊，调整药物的剂量。

5.补充营养

提供高蛋白、高能量、高维生素、含高矿物质铁钙饮食。经血多时应额外补充铁。注意向患者推荐含铁多的食物，如猪肝、豆角、蛋黄、胡萝卜、葡萄干等。同时，食物中注意粗纤维的搭配，以保证大便的通畅。护士可按患者的饮食习惯，制订适合个人的饮食计划，以保证患者获得足够的营养。

6.手术治疗护理

患者经内科治疗无效，或需要进一步诊断时，可能会进行刮宫术、子宫内膜切除术或子宫切除术。需要做好术前术后护理。

7.健康教育

了解患者对月经的看法，向患者解释正常月经发生的机制，不正常月经的表现。经期时间长的患者日常生活受到影响，担心洗澡、洗头运动等活动会对身体有影响。告诉患者个人卫生的重要性，洗澡和洗头对疾病没有影响。采用温水洗澡可以减轻下腹不适。患者可以游泳、锻炼身体、正常性生活。指导患者在月经期要经常更换卫生垫，预防感染。出血量多时需要准确测量出血量，根据卫生垫的大小、数量和浸湿程度估计出血量，若出血量多，或心悸、疲乏无力程度加重时需要及时报告医师。

## 二、多囊卵巢综合征

### (一)概述

多囊卵巢综合征是以持续性无排卵、雄激素过多或胰岛素抵抗为特征的内分泌紊乱的综合征，是生育期妇女月经紊乱最常见的原因。多见于30岁以下的女性，育龄女性发病率5%～10%。患者常起病于青春期，雄激素水平增高，LH增高，FSH下降，激素水平不平衡，抑制卵巢排卵，使卵巢分泌雌激素、雄激素，不分泌孕激素，卵巢不排卵，导致多个囊肿形成。生育期以无排卵、不育和肥胖、多毛等典型临床表现为主，到中老年则出现因长期的代谢障碍导致的糖尿病、心血管疾病如高血压等，是涉及内分泌、代谢和遗传等许多因素的内分泌与代谢紊乱的疾病。近年研究表明，本综合征有家族史或基因倾向，与肥胖密切相关。

### (二)病理生理改变

多囊卵巢综合征的发病机制非常复杂，目前认为是涉及内分泌、代谢和遗传等许多因素的内分泌与代谢紊乱的疾病。其主要的表现为高雄激素血症、胰岛素抵抗和高胰岛素血症、高 LH 水平伴有正常或低水平的 FSH、无周期性波动的雌激素水平等。升高的 LH 刺激卵巢卵泡膜细胞和间质细胞产生过量的雄激素，进一步升高雄激素的水平，从而形成“恶性循环”。FSH 的相对不足以及异常的激素微环境，使卵泡发育到一定程度即停滞，导致双侧卵巢囊性增大及子宫内膜增殖。双侧卵巢较正常大 2～5 倍，多为结节状且被膜增厚，坚韧，呈灰白色，可与附近组织粘连。切面见整个卵巢为一层增厚的致密结缔组织所包绕，其皮质中见多个直径 12～15 mm 大小不等的囊肿，内含清亮液体，间质增生明显。镜下见卵巢白膜增厚与硬化，较正常厚 2～4 倍，是多囊卵巢综合征的特征性改变。卵巢深部可见闭锁的初级卵泡，但无卵泡排卵迹象，颗粒细胞相对少。因持续无排卵，子宫内膜长期受雌激素刺激，缺乏孕激素作用，镜下常可见内膜呈增生改变，如长期在雌激素刺激下，子宫内膜呈现增殖，甚至有可能导致癌变。

**(三)临床表现**

多囊卵巢综合征的临床表现主要以卵巢功能障碍为显著标志。多囊卵巢综合征常始于青春期。生育期以无排卵、不育和肥胖、多毛等典型临床表现为主，到中老年则出现因长期的代谢障碍导致的糖尿病、心血管疾病如高血压等。

1.月经失调

患者的初潮年龄多为正常，但常在初潮后即出现月经失调，主要表现为月经稀发、经量少或闭经，少数患者表现为月经过多或不规则出血。

2.不孕、流产

由于持续的无排卵状态导致不孕。即使有排卵的患者，由于异常的激素环境可影响卵子的质量、子宫内膜的容受性，影响怀孕，怀孕后影响胚胎的早期发育，易发生流产。

3.多毛、痤疮

在高雄激素的影响下，17％～18％的患者表现为不同程度的多毛，以性毛(阴毛和腋毛)浓密为主，尤其是阴毛，分布呈男性型，甚至下延及肛周，上及腹股沟或腹中线。毛发也可分布于面部口周、乳周、下颌、大腿根部等处。极少数病例有男性化征象，如声音低沉、喉结突出。过多的雄激素转化为活性更强的双氢睾酮后，刺激皮脂腺分泌过盛，可出现痤疮。

4.超重、肥胖

40％～60％的多囊卵巢综合征患者 BMI≥25。可能是长期的雌激素刺激，或其他内分泌、代谢紊乱和遗传因素，导致体重增加，脂肪堆积于腹壁、腹腔内脏器官，容易导致代谢异常、心血管疾病等远期并发症。

5.后天性黑棘皮症

多囊卵巢综合征患者可出现局部皮肤或大或小的天鹅绒样、片状、角化过度、呈灰棕色的病变，常分布在颈后、腋下、外阴、腹股沟等皮肤皱褶处，称后天性黑棘皮症，与高雄激素和胰岛素抵抗及高胰岛素血症有关。

6.远期并发症

（1）肿瘤：持续的、无周期性的、相对偏高的雌激素水平和升高的 $E_1$ 与 $E_1/E_2$ 比值对子宫内膜的刺激，又无孕激素抵抗，使卵巢癌、子宫内膜癌和乳腺癌发病率增加。

（2）心血管疾病：血脂代谢紊乱，易引起动脉粥样硬化，导致冠心病、高血压等。

（3）糖尿病：胰岛素抵抗状态和高胰岛素血症、肥胖，易发展为隐性糖尿病或糖尿病。

### （四）辅助检查

1.内分泌检查

（1）血清睾酮、双氢睾酮、雄烯二酮水平升高，性激素结合蛋白水平下降，部分患者表现为血清总雄激素水平不高，但血清游离睾酮升高。由肾上腺产生的脱氢表雄酮或硫酸脱氢表雄酮正常或轻度升高。

（2）FSH、LH 测定：血清 LH 水平升高，无周期性排卵前峰值出现。FSH 正常或偏低，约 60%的患者 LH 升高，LH/FSH≥2，如 LH/FSH≥3 以上，更有助于诊断。约 95%的患者LH/FSH升高，在非肥胖的患者中更明显。以促性腺激素释放激素刺激后 LH 反应亢进，FSH 反应偏低。

（3）尿 17-酮类固醇皮质正常或轻度升高，升高时提示肾上腺功能亢进。

（4）雌二醇正常或稍升高，无周期性改变，无排卵前后升高现象，$E_1/E_2$ 比值＞1。

（5）高胰岛素血症：胰岛素水平升高，特别是肥胖患者，行葡萄糖耐量试验时，血胰岛素反应高亢。

2.超声检查

超声显像可见双卵巢增大，被膜回声增强，间质丰富。卵巢皮质内有各级未成熟卵泡形成的小的无回声区，多位于边缘，使卵巢声像呈轮辐状，小卵泡多者也可散在分布于卵巢内。无成熟卵泡可见，连续监测也未见主导卵泡发育及排卵迹象。由于缺乏周期性的雌激素的刺激，声像图显示子宫可略小于正常，子宫内膜增厚或回声异常。彩色超声多普勒可见多囊卵巢综合征患者卵巢基质血流明显增加。

3.孕激素试验

因多囊卵巢综合征月经稀发或闭经的患者有一定的雌激素水平，孕激素试验为阳性。

4.基础体温测定

表现为持续的单相型基础体温。基础体温测定也有助于对无排卵治疗效果的观察。

5.诊断性刮宫

于月经前数天或月经来潮 6 小时内刮出的子宫内膜呈增生或增殖改变，无分泌期变化。＞35 岁患者应常规诊刮，可及早发现子宫内膜增生症、不典型增生甚至子宫内膜癌。

6.腹腔镜检查

镜下见卵巢呈灰白色，单侧或双侧卵巢增大，28%～40%卵巢呈正常大小。卵巢被膜增厚，表面光滑，有新生血管，被膜下显露多个卵泡，但无排卵缩痕，无成熟卵泡、血体或黄体。取卵巢组织送病理检查有助确诊。

7.代谢的变化

糖耐量试验异常、高密度脂蛋白水平降低，低密度脂蛋白水平升高。

### (五)护理评估

1.病史

详细了解病史，如患者年龄、月经史、婚育史、以往健康状况，有无慢性疾病等。生育期患者重点了解患者月经是否正常，不孕和流产史，体重的变化，身体男性化体征变化等。中老年患者重点询问患者有无生殖系统肿瘤和代谢障碍性疾病如糖尿病、高血脂、高血压等。

2.身体评估

测量生命体征，了解是否有高血压；测量身高、体重，计算 BMI，了解是否超重或肥胖；了解月经量变化；观察身体毛发分布，有无毛发增多及男性化改变；评估有无男性化征象如声音低沉、喉结突出；评估皮肤，有无痤疮，有无片状、角化过度，呈灰棕色的后天性黑棘皮症病变。了解患者内分泌激素水平，如血清睾酮、双氢睾酮、雄烯二酮、雌二醇、LH、FSH、胰岛素，尿 17-酮类固醇皮质等，了解血脂水平。基础体温是否表现为持续的单相型。超声检查了解卵巢大小、血量状况，有无成熟卵泡及排卵迹象，子宫大小及子宫内膜变化。诊断性刮宫了解子宫内膜增生或增殖改变,有无分泌期变化。腹腔镜检查了解卵巢大小、被膜变化、有无新生血管等。

3.心理社会评估

了解患者对身体改变(如痤疮、肥胖、毛发分布改变、声音改变、喉结)的看法。患者可能对自身的改变不理解,有焦虑恐惧心理。了解患者的家庭结构,是否结婚、生育,对不孕妇女了解患者和配偶对生育的看法。了解疾病对家庭结构及性生活的影响。治疗时间长,效果不佳严重影响患者对疾病的信心。了解患者家庭及配偶对疾病的看法及对患者的支持程度。

**(六)常见护理诊断/问题**

(1)焦虑:与月经失调、不孕有关。

(2)自我形象紊乱:与超重、肥胖、多毛、痤疮等男性化特征出现有关。

(3)知识缺乏:缺乏多囊卵巢综合征疾病相关知识。

**(七)护理措施**

1.改善生活方式

针对超重和肥胖的患者,需要控制体重。肥胖的发生与多囊卵巢综合征存在相互促进的作用,肥胖患者的胰岛素抵抗及高胰岛素血症促进多囊卵巢综合征的发展。有效控制体重有利于降低胰岛素水平,改善胰岛素抵抗状态。

2.正确服用药物

治疗多囊卵巢综合征的药物对患者的内分泌激素水平有较大的影响。因此,在给患者服药时,需要仔细查对,注意药物剂量。患者的治疗是一个长期的过程,患者服药时间长,需要定期检测血液激素水平,观察治疗效果。给患者服用糖尿病药物时,需要定期监测血糖,防止低血糖的发生。

3.心理护理

多囊卵巢综合征常始于青春期,由于肥胖、月经紊乱、痤疮、多毛等给青春期患者带来巨大的心理压力。需要及时与患者沟通,对患者进行疾病知识的宣教,使患者了解到这些身体变化都是由疾病引起的,只要经过积极的治疗,就能改善。生育期的患者由于不孕也会导致巨大心理压力,了解患者及家属对不孕的看法,向患者及家属解释不孕的原因,坚持治疗的重要性,减轻患者的焦虑水平,增加其治疗的依从性。

4.观察远期并发症

患者由于长期偏高的雌激素水平导致卵巢癌、子宫内膜癌和乳腺癌发病率增加。因此需要交代患者定期进行妇科检查，及早发现，及早治疗。中老年多囊卵巢综合征患者由于长期的代谢障碍容易导致糖尿病、心血管疾病如高血压等。因此，针对中老年患者需要严格控制体重、血压、血糖、血脂等水平，定期检测血糖、血压、血脂、心功能等，及早发现这些并发症，及时治疗。

5.健康教育

多囊卵巢综合征始于青春期，治疗不及时，不坚持长期治疗对患者的健康影响大。因此，需要对患者进行疾病知识的宣教，是患者意识到坚持治疗的重要性。治疗药物对患者内分泌影响大，教育患者定期检测血液中激素和血糖、血脂等水平，及时调整服药剂量。教育患者改变生活方式，加强体育锻炼，控制体重。针对中老年患者，做好心血管疾病及内分泌代谢疾病方面的知识教育。

## 第五节　子宫腺肌病

子宫腺肌病是指当子宫内膜腺体和间质侵入子宫肌层时，形成弥漫或局限性的病变，是妇科常见病。多发生于30～50岁经产妇；约15%患者同时合并子宫内膜异位症；约50%患者合并子宫肌瘤；临床病理切片检查，发现10%～47%子宫肌层中有子宫内膜组织，但35%无临床症状。

多次妊娠及分娩、人工流产、慢性子宫内膜炎等造成子宫内膜基底层损伤，子宫内膜自基底层侵入子宫肌层内生长，可能是主要原因。此外，由于内膜基底层缺乏黏膜下层的保护，在解剖机构上子宫内膜易于侵入肌层。腺肌病常合并子宫肌瘤和子宫内膜增生，提示高水平雌孕激素刺激，也可能是促进内膜向肌层生长的原因之一。

应视患者症状、年龄、生育要求而定。药物治疗，适用于症状较轻，有生育要求和接近绝经期的患者；年轻或希望生育的子宫腺肌瘤患者，可试行病灶挖除术；症状严重、无生育要求或药物治疗无效者，应行全子宫切除术。

### 一、护理评估

#### (一)健康史

了解患者年龄、婚姻、月经史、婚育史、生育史、出现典型症状的情况以及对患者身心的影响，了解患者既往患病史。子宫腺肌病多发生于生育年龄的经产妇,常合并内异症和子宫肌瘤,有多次妊娠及分娩或过度刮宫史。生殖道阻塞,如单角子宫、宫颈阴道不通畅患者等常同时合并腺肌病。

### (二)生理状况

1.症状

询问患者是否有经量过多、经期延长和逐渐加重的进行性痛经。

2.体征

妇科检查时子宫均匀性增大或局限性隆起、质硬且有压痛。

3.辅助检查

阴道B超提示子宫增大,肌层中不规则回声增强;盆腔MRI可协助诊断;宫腔镜下取子宫肌肉活检,可确诊。

### (三)高危因素

1.年龄

40岁以上的经产妇。

2.子宫损伤

多次妊娠、人工流产、慢性子宫内膜炎等造成子宫内膜基底层损伤。

3.先天不足

生殖道阻塞,如单角子宫、宫颈阴道不通、有子宫无阴道的先天畸形等。

4.卵巢功能失调

高水平雌孕激素刺激者,如子宫肌瘤、子宫内膜增生患者。

### (四)心理-社会因素

了解患者对疾病的认知,是否存在焦虑、恐惧等表现;了解患者家庭关系,是否因不孕或继发不孕影响夫妻、家庭关系;了解患者的经济水平等。

## 二、护理诊断

### (一)焦虑

其与月经改变和痛经有关。

### (二)知识缺乏

其与缺乏自我照顾及与手术相关的知识有关。

### (三)舒适改变

其与痛经有关。

## 三、护理目标

(1)患者能正确认识疾病的性质及发生原因，解除紧张、恐惧的心理，坚定治疗信心。

(2)患者自觉疼痛症状缓解。

## 四、护理措施

### (一)症状护理

1.月经改变

经量增多者，指导患者使用透气棉质卫生巾，保留卫生巾称重，以评估月经量；经期延长者，早晚用温开水清洗外阴各1次，以防逆行感染。若合并贫血，需指导患者遵医嘱服用药物，观察贫血的改善情况。

2.痛经

询问患者疼痛部位、性质、疼痛开始时间及持续时间。疼痛轻者，指导患者腹部热敷、卧床休息；疼痛重者，遵医嘱给予前列腺素合成酶抑制剂。

### (二)用药护理

1.口服避孕药

其适用于轻度内异症患者，常用低剂量高效孕激素和炔雌醇复合制剂，用法为每天1片，连续用6～9个月，护士需观察药物疗效，观察有无恶心、呕吐等不良反应。

2.促性腺激素释放激素激动剂

常用药物：亮丙瑞林3.75 mg，月经第1天皮下注射后，每隔28天注射1次，共3～6次。需观察有无潮热、阴道干燥、性欲减退和骨质丢失等不良反应，停药后可消失。连续用药3个月以上者，需添加小剂量雌激素和孕激素，以防止骨质丢失。

3.左炔诺孕酮宫内节育器(LNG-ZUS)

治疗初期部分患者会出现淋漓出血、下移甚至脱落等，需加强随访。

### (三)手术护理

1.保守手术

如小病灶挖除术或子宫肌壁楔形切除术，可明显减轻症状并增加妊娠概率。指导其术后6个月受孕。

2.子宫切除术

年轻或未绝经的患者可保留卵巢;绝经后或合并严重子宫内膜异位症者,可行双卵巢切除术。

**(四)心理护理**

(1)痛经、月经改变以及贫血者影响生活质量,患者焦虑烦躁,向患者说明月经时轻度疼痛不适是生理反应,给予舒缓的音乐、舒适的环境,保证足够的休息和睡眠,患者及家属、护士共同制订规律而适度的锻炼计划,家属督促患者适度锻炼,可缓解患者的心理压力。

(2)手术患者担心预后和性生活,说明子宫切除术后症状可基本消失,生活质量会得到改善。此外,子宫是月经来潮和孕育胎儿的器官,切除子宫不会男性化,增加对治疗的信心。

**(五)健康指导**

(1)指导患者随访:手术患者出院后 3 个月到门诊复查,了解术后康复情况。

(2)保守手术和子宫切除患者,术后休息 1～3 个月,3 个月之内避免性生活及阴道冲洗,避免提举重物,防止正在愈合的腹部肌肉用力,并应逐渐加强腹部肌肉的力量。未经医护人员许可避免从事可增加盆腔充血的活动,如跳舞、久站等。

(3)有生殖道阻塞疾病时,嘱患者积极治疗,实施整形手术。

(4)对实施保守手术治疗的患者,指导其术后 6 个月受孕。

(5)注意高危因素与妇科疾病的相关性,定期做好妇科病普查。

### 五、评估

(1)医务人员避免过度刮宫,减少内膜碎片进入肌层的机会。

(2)药物治疗过程中如出现严重的绝经期症状,可酌情反向添加治疗提高雌激素水平,降低相关血管症状和骨质疏松的发生,也可提高患者的顺应性。

## 第六节 胎儿窘迫

胎儿窘迫是指孕妇、胎儿、胎盘等各种原因引起的胎儿宫内缺氧,影响胎儿健康甚至危及生命。胎儿窘迫是一种综合征，主要发生在临产过程。也可发生在妊娠后期。发生在临产过程者，可以是妊娠后期的延续和加重。

## 一、病因

胎儿窘迫的病因涉及多方面，可归纳为三大类。

### （一）母体因素

妊娠妇女患有高血压疾病、慢性肾炎、妊娠高血压综合征、重度贫血、心脏病、肺源性心脏病、高热、吸烟、产前出血性疾病和创伤、急产或子宫不协调性收缩、缩宫素使用不当、产程延长、子宫过度膨胀、胎膜早破等；或者产妇长期仰卧位，镇静药、麻醉药使用不当等。

### （二）胎儿因素

胎儿心血管系统功能障碍、胎儿畸形，如严重的先天性心血管疾病、母婴血型不合引起的胎儿溶血、胎儿贫血、胎儿宫内感染等。

### （三）脐带、胎盘因素

脐带因素有长度异常、缠绕、打结、扭转、狭窄、血肿、帆状附着；胎盘因素有植入异常、形状异常、发育障碍、循环障碍等。

## 二、病理生理

胎儿窘迫的基本病理生理变化是缺血、缺氧引起的一系列变化。缺氧早期或者一过性缺氧时。机体主要通过减少胎盘和自身耗氧量代偿，胎儿则通过减少对肾与下肢血供等方式来保证心脑血流量，不产生严重的代偿障碍及器官损害。缺氧严重则可引起严重的并发症。缺氧初期通过自主神经反射兴奋交感神经，使肾上腺儿茶酚胺及皮质醇分泌增多，引起血压上升及心率加快。此时胎儿的大脑、肾上腺、心脏及胎盘血流增加，而肾、肺、消化系统等血流减少，出现羊水减少、胎儿发育迟缓等。若缺氧继续加重，则转为兴奋迷走神经，血管扩张，有效循环血量减少，主要器官的功能由于血流不能保证而受损，于是胎心率减慢。缺氧继续发展下去可引起严重的器官功能损害，尤其可以引起缺血缺氧性脑病甚至胎死宫内。此过程基本是低氧血症至缺氧，然后至代谢性酸中毒，主要表现为胎动减少、羊水少、胎心监护基线变异差、出现晚期减速甚至呼吸抑制。由于缺氧时肠蠕动加快，肛门括约肌松弛引起胎粪排出。此过程可以形成恶性循环，更加重母体及胎儿的危险。不同原因引起的胎儿窘迫表现过程可以不完全一致，所以应加强监护、积极评价、及时发现高危征象并积极处理。

### 三、临床表现

胎儿窘迫的主要表现为胎心音改变、胎动异常及羊水胎粪污染或羊水过少，严重者胎动消失。根据其临床表现，胎儿窘迫可以分为急性胎儿窘迫和慢性胎儿窘迫。急性胎儿窘迫多发生在分娩期，主要表现为胎心率加快或减慢；CST或者OCT等出现频繁的晚期减速或变异减速；羊水胎粪污染和胎儿头皮血pH下降，出现酸中毒。羊水胎粪污染可以分为3度：Ⅰ度羊水呈浅绿色；Ⅱ度羊水呈黄绿色，浑浊；Ⅲ度羊水呈棕黄色，稠厚。慢性胎儿窘迫发生在妊娠末期，常延续至临产并加重，主要表现为胎动减少或消失、NST基线平直、胎儿发育受限、胎盘功能减退、羊水胎粪污染等。

### 四、处理原则

急性胎儿窘迫者，应积极寻找原因并给予及时纠正。若宫颈未完全扩张、胎儿窘迫情况不严重者，给予吸氧，嘱产妇左侧卧位，若胎心率变为正常，可继续观察；若宫口开全、胎先露部已达坐骨棘平面以下3 cm者，应尽快助产经阴道娩出胎儿；若因缩宫素使宫缩过强造成胎心率减慢者。应立即停止使用，继续观察，病情紧迫或经上述处理无效者立即剖宫产结束分娩。慢性胎儿窘迫者，应根据妊娠周、胎儿成熟度和窘迫程度决定处理方案。首先应指导妊娠妇女采取左侧卧位，间断吸氧，积极治疗各种并发症或并发症，密切监护病情变化。若无法改善，则应在促使胎儿成熟后迅速终止妊娠。

### 五、护理评估

#### (一)健康史

了解妊娠妇女的年龄、生育史、内科疾病史如高血压疾病、慢性肾炎、心脏病等；本次妊娠经过，如妊娠高血压综合征、胎膜早破、子宫过度膨胀(如羊水过多和多胎妊娠)；分娩经过，如产程延长(特别是第二产程延长)、缩宫素使用不当。了解有无胎儿畸形、胎盘功能的情况。

#### (二)身心状况

胎儿窘迫时，妊娠妇女自感胎动增加或停止。在窘迫的早期可表现为胎动过频(每24小时>20次)；若缺氧未纠正或加重，则胎动转弱且次数减少，进而消失。胎儿轻微或慢性缺氧时，胎心率加快(>160次/分)；若长时间或严重缺氧。则会使胎心率减慢。若胎心率<100次/分则提示胎儿危险。胎儿窘迫时主要评估羊水量和性状。

孕产妇夫妇因为胎儿的生命遭遇危险而产生焦虑，对需要手术结束分娩产生犹豫、无助感。对于胎儿不幸死亡的孕产妇夫妇，其感情上受到强烈的创伤，通常会经历否认、愤怒、抑郁、接受的过程。

### (三)辅助检查

1.胎盘功能检查

出现胎儿窘迫的妊娠妇女一般24小时尿$E_3$值急骤减少30%～40%，或于妊娠末期连续多次测定在每24小时10 mg以下。

2.胎心监测

胎动时胎心率加速不明显，基线变异率＜3次/分，出现晚期减速、变异减速等。

3.胎儿头皮血血气分析

pH＜7.20。

## 六、护理诊断/诊断问题

### (一)气体交换受损(胎儿)

与胎盘子宫的血流改变、血流中断(脐带受压)或血流速度减慢(子宫-胎盘功能不良)有关。

### (二)焦虑

与胎儿宫内窘迫有关。

### (三)预期性悲哀

与胎儿可能死亡有关。

## 七、预期目标

(1)胎儿情况改善，胎心率在120～160次/分。

(2)妊娠妇女能运用有效的应对机制控制焦虑。

(3)产妇能够接受胎儿死亡的现实。

## 八、护理措施

(1)妊娠妇女左侧卧位，间断吸氧。严密监测胎心变化，一般每15分钟听1次胎心或进行胎心监护，注意胎心变化。

(2)为手术者做好术前准备，如宫口开全、胎先露部已达坐骨棘平面以下3 cm者，应尽快阴道助产娩出胎儿。

(3)做好新生儿抢救和复苏的准备。

(4)心理护理。①向孕产妇提供相关信息,包括医疗措施的目的、操作过程、预期结果及孕产妇需做的配合;将真实情况告知孕产妇,有助于其减轻焦虑,也可帮助产妇面对现实。必要时陪伴产妇,对产妇的疑虑给予适当的解释。②对于胎儿不幸死亡的父母亲,护理人员可安排一个远离其他婴儿和产妇的单人房间,陪伴他们或安排家人陪伴他们,勿让其独处;鼓励其诉说悲伤,接纳其哭泣及抑郁的情绪,陪伴在旁提供支持及关怀;若他们愿意,护理人员可让他们看看死婴并同意他们为死产婴儿做一些事情,包括沐浴、更衣、命名、拍照或举行丧礼,但事先应向他们描述死婴的情况,使之有心理准备。解除"否认"的态度而进入下一个阶段,提供足印卡、床头卡等作为纪念,帮助他们使用适合自己的压力应对技巧和方法。

### 九、结果评价

(1)胎儿情况改善,胎心率在120~160次/分。

(2)妊娠妇女能运用有效的应对机制来控制焦虑,叙述心理和生理上的感受。

(3)产妇能够接受胎儿死亡的现实。

## 第七节 妊娠期高血压疾病

妊娠期高血压疾病是妊娠期特有的疾病。发病率我国为9.4%~10.4%,国外为7%~12%。本病命名强调生育年龄妇女发生高血压、蛋白尿症状与妊娠之间的因果关系。多数病例在妊娠期出现一过性高血压、蛋白尿症状,分娩后即随之消失。该病严重影响母婴健康,是孕产妇和围生儿患病率及死亡率的主要原因。

### 一、高危因素与病因

#### (一)高危因素

流行病学调查发现与妊娠期高血压疾病发病风险增加密切相关有如下高危因素:初产妇、孕妇年龄过小或>35岁、多胎妊娠、妊娠期高血压病史及家族史、慢性高血压、慢性肾炎、抗磷脂抗体综合征、糖尿病、肥胖、营养不良、低社会经济状况。

(二)病因

妊娠期高血压疾病至今病因不明,多数学者认为当前可较合理解释的原因有如下几种。

1.异常滋养层细胞侵入子宫肌层

研究认为,子痫前期患者胎盘有不完整的滋养层细胞侵入子宫动脉,蜕膜血管与血管内滋养母细胞并存,子宫螺旋动脉发生广泛改变,包括血管内皮损伤、组成血管壁的原生质不足、肌内膜细胞增殖及脂类,首先在肌内膜细胞,其次在吞噬细胞中积聚,最终发展为动脉粥样硬化而引发妊娠期高血压疾病的一系列症状。

2.免疫机制

妊娠被认为是成功的自然同种异体移植。胎儿在妊娠期内不受排斥是因胎盘的免疫屏障作用、母体内免疫抑制细胞及免疫抑制物的作用。研究发现子痫前期呈间接免疫,子痫前期孕妇组织相容性抗原 *HLA-DR*4 明显高于正常孕妇。*HLA-DR*4 在妊娠期高血压疾病发病中的作用可能为:①直接作为免疫基因,通过免疫基因产物,如抗原影响巨噬细胞呈递抗原;②与疾病致病基因连锁不平衡;③使母胎间抗原呈递及识别功能降低,导致封闭抗体产生不足,最终导致妊娠期高血压疾病的发生。

3.血管内皮细胞受损

炎性介质如肿瘤坏死因子、白细胞介素-6、极低密度脂蛋白等可能促成氧化应激,导致类脂过氧化物持续生成,产生大量毒性因子,引起血管内皮损伤,干扰前列腺素平衡而使血压升高,导致一系列病理变化。研究认为这些炎性介质、毒性因子可能来源于胎盘及蜕膜。因此,胎盘血管内皮损伤可能先于全身其他脏器。

4.遗传因素

妊娠期高血压疾病的家族多发性提示遗传因素与该病发生有关。研究发现血管紧张素原基因变异 T235 的妇女妊娠期高血压疾病的发生率较高。也有人发现妇女纯合子基因突变有异常滋养细胞浸润。遗传性血栓形成可能发生于子痫前期。单基因假设能够解释子痫前期的发生,但多基因遗传也不能排除。

5.营养缺乏

已发现多种营养如低清蛋白血症、钙、镁、锌、硒等缺乏与子痫前期发生发展有关。研究发现妊娠期高血压疾病患者细胞内钙离子升高、血清钙下降,导致血管平滑肌细胞收缩,血压上升。

6.胰岛素抵抗

近年研究发现妊娠期高血压疾病患者存在胰岛素抵抗,高胰岛素血症可导致一氧化氮(NO)合成下降及脂质代谢紊乱,影响前列腺素 $E_2$ 的合成,增加外周血管的阻力,升高血压。因此认为胰岛素抵抗与妊娠期高血压疾病的发生密切相关,但尚需进一步研究。

## 二、病理生理变化

本病基本病理生理变化是全身小血管痉挛,内皮损伤及局部缺血,全身各系统各脏器灌流减少。由于小动脉痉挛,造成管腔狭窄、血管外周阻力增大、内皮细胞损伤、通透性增加、体液和蛋白质渗漏,表现为血压上升、蛋白尿、水肿和血液浓缩等。全身各组织器官因缺血、缺氧而受到不同程度损害。严重者脑、心、肝、肾及胎盘等的病理变化可导致抽搐、昏迷、脑水肿、脑出血,以及心、肾衰竭、肺水肿、肝细胞坏死及被膜下出血。胎盘绒毛退行性变、出血和梗死,胎盘早期剥离以及凝血功能障碍而导致 DIC 等。主要病理生理变化简示如下(图 6-2)。

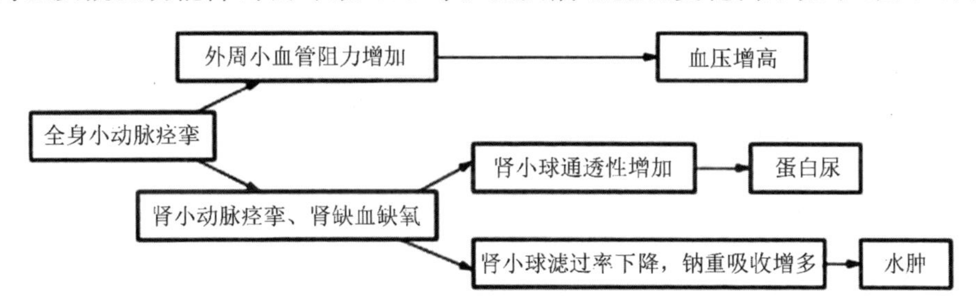


图 6-2 妊娠期高血压疾病病理生理变化示意图

## 三、临床表现与分类

妊娠期高血压疾病分类与临床表现见表 6-2。

表 6-2 妊娠期高血压疾病分类及临床表现

| 分类 | 临床表现 |
|---|---|
| 妊娠期高血压 | 妊娠期首次出现血压≥18.7/12.0 kPa(140/90 mmHg),并于产后 12 周恢复正常;尿蛋白(—);少数患者可伴有,上腹部不适或血小板减少,产后方可确诊 |
| 子痫前期 | |
| 轻度 | 妊娠 20 周以后出现血压≥18.7/12.0 kPa(140/90 mmHg);尿蛋白>0.3 g/24 h 或随机尿蛋白(+);可伴有上腹不适、头痛等症状 |

续表

| 分类 | 临床表现 |
| --- | --- |
| 重度 | 血压≥21.3/14.7 kPa(160/110 mmHg);尿蛋白>2.0 g/24 h或随机尿蛋白>(++);血清肌酐>$10^6$ mmol/L,血小板低于$100\times10^9$/L;血LDH升高;血清ALT或AST升高;持续性头痛或其他脑神经或视觉障碍;持续性上腹不适 |
| 子痫 | 子痫前期孕妇抽搐不能用其他原因解释 |
| 慢性高血压并发子痫前期 | 血压高血压孕妇妊娠20周以前无尿蛋白,若出现尿蛋白>0.3 g/24 h;高血压孕妇妊娠20周后突然尿蛋白增加或血压进一步升高或血小板<$100\times10^9$/L |
| 妊娠合并慢性高血压 | 妊娠前或妊娠20周前舒张压>12.0 kPa(90 mmHg)(除外滋养细胞疾病),妊娠期无明显加重;或妊娠20周后首次诊断高血压并持续到产后12周后 |

需要注意以下几方面。

(1)通常正常妊娠、贫血及低蛋白血症均可发生水肿,妊娠期高血压疾病之水肿无特异性,因此不能作为其诊断标准及分类依据。

(2)血压较基础血压升高4.0/2.0 kPa(30/15 mmHg),但低于18.7/12.0 kPa(140/90 mmHg)时,不作为诊断依据,但必须严密观察。

(3)重度子痫前期是妊娠20周后出现高血压、蛋白尿,且伴随以下至少一种临床症状或体征者,见表6-3。

**表6-3 重度子痫前期的临床症状和体征**

| 重度子痫前期的临床症状和体征 |
| --- |
| 收缩压>21.3~24.0 kPa(160~180 mmHg),或舒张压>14.7 kPa(110 mmHg) |
| 24小时尿蛋白>3.0 g,或随机尿蛋白(+++)以上 |
| 中枢神经系统功能障碍 |
| 精神状态改变和严重头痛(频发,常规镇痛药不缓解) |
| 脑血管意外 |
| 视物模糊,眼底点状出血,极少数患者发生皮质性盲 |
| 肝细胞功能障碍,肝细胞损伤,血清转氨酶至少升高2倍 |
| 上腹部或右上象限痛等肝包膜肿胀症状,肝被膜下出血或肝破裂 |
| 少尿,24小时尿量<500 mL |
| 肺水肿,心力衰竭 |
| 血小板<$100\times10^9$/L |
| 凝血功能障碍 |
| 微血管病性溶血(血LDH升高) |
| 胎儿生长受限、羊水过少、胎盘早剥 |

子痫前可有不断加重的重度子痫前期，但子痫也可发生于血压升高不显著、无蛋白尿或水肿者。通常产前子痫较多，约25%子痫发生于产后48小时。

子痫抽搐进展迅速，前驱症状短暂，表现为抽搐、面部充血、口吐白沫、深昏迷；随之深部肌肉僵硬。很快发展成典型的全身阵挛性惊厥、有节律的肌肉收缩和紧张，持续1～1.5分钟，期间患者无呼吸动作，此后抽搐停止，呼吸恢复，但患者仍昏迷，最后意识恢复，但有困顿、易激惹、烦躁等症状。

## 四、处理原则

妊娠期高血压疾病的治疗目的和原则是争取母体可以完全恢复健康，胎儿生后能够存活，以对母儿影响最小的方式终止妊娠。对于妊娠期高血压可住院也可在家治疗，应保证休息，加强孕期检查，密切观察病情变化，以防发展为重症。子痫前期应住院治疗、积极处理，防止发生子痫及并发症。治疗原则为解痉、降压、镇静，合理扩容及利尿，适时终止妊娠。常用的治疗药物如下。

(1)解痉药物：以硫酸镁为首选药物。硫酸镁有预防和控制子痫发作的作用，适用于子痫前期和子痫的治疗。

(2)镇静药物：适用于对硫酸镁有禁忌或疗效不明显时，但分娩时应慎用，以免药物通过而对胎儿产生影响，主要用药有地西泮和冬眠合剂。

(3)降压药物：仅适用于血压过高，特别是舒张压高的患者，舒张压≥14.7 kPa(110 mmHg)或平均动脉压≥14.7 kPa(110 mmHg)者，可应用降压药物。选用的药物以不影响心排血量、肾血流量及子宫胎盘灌注量为宜。常用药物有肼屈嗪、硝苯地平、尼莫地平等。

(4)扩容药物：扩容应在解痉的基础上进行。扩容治疗时，应严密观察脉搏、呼吸、血压及尿量，防止肺水肿和心力衰竭的发生。常用的扩容剂有清蛋白、全血、平衡液和低分子右旋糖酐。

(5)利尿药物：仅用于全身性水肿、急性心力衰竭、肺水肿、脑水肿、血容量过高且伴有潜在肺水肿者。用药过程中应严密监测患者的水和电解质平衡情况，以及药物的毒副反应。常用药物有呋塞米、甘露醇。

## 五、护理

### (一)护理评估

1.病史

详细询问患者与孕前及妊娠20周前有无高血压、蛋白尿和/或水肿及抽搐等征象；既往病史中有无原发性高血压、慢性肾炎及糖尿病；有无家族史。此次妊娠经过,出现异常现象的时间及治疗经过。

2.身心状况

除评估患者一般健康状况外,护士需重点评估患者的血压、蛋白尿、水肿、自觉症状,以及抽搐、昏迷等情况。在评估过程中应注意以下几方面。

(1)初测高血压有升高者,需休息1小时后再测,方能正确反映血压情况。同时不要忽略测得血压与其基础血压的比较。而且也可经过翻身试验(roll over test,ROT)进行判断,即存孕妇左侧卧位时测血压直至血压稳定后,嘱其翻身卧位5分钟再测血压,若仰卧位舒张压较左侧卧位≥2.7 kPa(20 mmHg),提示有发生先兆子痫的倾向。

(2)留取24小时尿进行尿蛋白检查。凡24小时蛋白尿定量≥0.3 g者为异常。由于蛋白尿的出现及量的多少反映了肾小管痉挛的程度和肾小管细胞缺氧及其功能受损的程度,护士应给予高度重视。

(3)妊娠后期水肿发生的原因除妊娠期高血压疾病外,还可由于下腔静脉受增大子宫压迫使血液回流受阻、营养不良性低蛋白血症以及贫血等引起,因此水肿的轻重并不一定反应病情的严重程度。但是水肿不明显者,也有可能迅速发展为子痫,应引起重视。此外,还应注意水肿不明显,但体重于1周内增加超过0.5 kg的隐性水肿。

(4)孕妇出现头痛、眼花、胸闷、恶心、呕吐等自觉症状时提示病情的进一步发展,即进入子痫前期阶段,护士应高度重视。

(5)抽搐与昏迷是最严重的表现,护士应特别注意发作状态、频率、持续时间、间隔时间、神智情况,以及有无唇舌咬伤、摔伤,甚至发生骨折、窒息或吸入性肺炎等。

妊娠期高血压疾病孕妇的心理状态与病情程度密切相关。妊娠期高血压孕妇由于身体尚未感明显不适,心理上往往易忽略,不予重视。随着病情的发展,当血压明显升高,出现自觉症状时,孕妇紧张、焦虑、恐惧的心理也会随之加重。此外,孕妇的心理状态还与孕妇对疾病的认识,以及其支持系统的认识与帮助有关。

3.诊断检查

(1)尿常规检查:根据蛋白尿量确定病情严重程度;根据镜检出现管型判断肾功能受损情况。

(2)血液检查:①测定血红蛋白、血细胞比容、血浆黏度、全血黏度,以了解血液浓缩程度;重症患者应测定血小板数、凝血时间,必要时测定凝血酶时间、纤维蛋白原和鱼精蛋白副凝试验(3P试验)等,以了解有无凝血功能异常。②测定血电解质及二氧化碳结合力,以及时了解有无电解质紊乱及酸中毒。③肝、肾功能测定:如进行丙氨酸氨基转移酶(ALT)、血尿素氮、肌酐及尿酸等测定。④眼底检查:重度子痫前期时,眼底小动脉痉挛、动静脉比例可由正常的2∶3变为1∶2甚至1∶4,或出现视网膜水肿、渗出、出血,甚至视网膜剥离、一时性失明等。⑤其他检查:如心电图、超声心动图、胎盘功能、胎儿成熟度检查等,可视病情而定。

**(二)护理诊断**

1.体液过多

与下腔静脉受增大子宫压迫或血液回流受阻或营养不良性低蛋白血症有关。

2.有受伤的危险

与发生抽搐有关。

3.潜在并发症

胎盘早期剥离。

**(三)预期目标**

(1)妊娠期高血压孕妇病情缓解,发展为中、重度。

(2)子痫前期病情控制良好、未发生子痫及并发症。

(3)妊娠高血压疾病孕妇明确孕期保健的重要性。积极配合产前检查及治疗。

**(四)护理措施**

1.妊娠期高血压疾病的预防

护士应加强孕早期健康教育,使孕妇及家属了解妊娠期高血压疾病的知识及其对母儿的危害,从而促使孕妇自觉于妊娠早期开始做产前检查,并坚持定期检查,以便及时发现异常,及时得到治疗和指导。同时,还应指导孕妇合理饮食,增加蛋白质、维生素以及富含铁、钙、锌的食物,减少过量脂肪和盐的摄入,对预防妊娠期高血压疾病有一定作用。尤其是钙的补充,可从妊娠20周开始。每天补充钙剂 2 g,可降低妊娠期高血压疾病的发生。此外,孕妇应采取左侧卧位休息以增加胎盘绒毛血供,同时保持心情愉快也有助于妊娠期高血压疾病的预防。

2.妊娠期高血压的护理

(1)保证休息:妊娠期高血压孕妇可在家休息,但需注意适当减轻工作,创造安静、清洁环境，以保证充分的睡眠(8～10 h/d)。在休息和睡眠时以左侧卧位为宜，在必要时也可换成右侧卧位，但要避免平卧位，其目的是解除妊娠子宫下腔静脉的压迫，改善子宫胎盘循环。此外，孕妇精神放松、心情愉快也有助于抑制妊娠期高血压疾病的发展。因此，护士应帮助孕妇合理安排工作和生活，既不紧张劳累，又不单调郁闷。

(2)调整饮食：妊娠期高血压孕妇除摄入足量的蛋白质(100 g/d 以上)、蔬菜，补充维生素、铁和钙剂。食盐不必严格限制，因为长期低盐饮食可引起低钠血症，易发生产后血液循环衰竭，而且低盐饮食也会影响食欲，减少蛋白质的摄入，加强母儿不利。但全身水肿的孕妇应限制食盐的摄入量。

(3)加强产前保健：根据病情需要适当增加检查次数，加强母儿监测措施，密切注意病情变化，防止发展为重症。同时向孕妇及家属讲解妊娠期高血压疾病相关知识，便于病情发展时孕妇能及时汇报，并督促孕妇每天数胎动。检测体重，及时发现异样，从而提高孕妇的自我保健意识，并取得家属的支持和理解。

3.子痫前期的护理

(1)一般护理。①轻度子痫前期的孕妇需住院治疗，卧床休息。左侧卧位。保持病室安静，避免各种刺激。若孕妇为重度子痫前期患者，护士还应准备以下物品：呼叫器、床挡、急救车、吸引器、氧气、开口器、产包以及急救药品，如硫酸镁、葡萄糖酸钙等。②每 4 小时测 1 次血压，如舒张压渐上升，提示病情加重。并随时观察和询问孕妇有无头晕、头痛、恶心等自觉症状。③注意胎心变化，以及胎动、子宫敏感度(肌张力)有无变化。④重度子痫前期孕妇应根据病情需要，适当限制食盐摄入量(每天少于 3 g)，每天或隔天测体重，每天记录液体出入量、测尿蛋白。必要时测 24 小时蛋白定量，测肝肾功能、二氧化碳结合力等项目。

(2)用药护理：硫酸镁是目前治疗子痫前期的首选解痉药物。镁离子能抑制运动神经末梢对乙酰胆碱的释放，阻断神经和肌肉间的传导，使骨骼肌松弛；镁离子可以刺激血管内皮细胞合成前列环素，降低机体对血管紧张素Ⅱ的反应，缓解血管痉挛状态，从而预防和控制子痫的发作。同时，镁离子可以提高孕妇和胎儿血红蛋白的亲和力，改善氧代谢。护士应明确硫酸镁的用药方法、毒性反应以及注意事项。

用药方法：硫酸镁可采用肌内注射或静脉用药。①肌内注射：通常于用药 2 小时后血液浓度达高峰，且体内浓度下降缓慢，作用时间长，但局部刺激性强，患者常因疼痛而难以接受。注射时应注意使用长针头行深部肌内注射，也可加利多卡因于硫酸镁溶液中，以缓解疼痛刺激，注射后用无菌棉球或创可贴覆盖针孔,防止注射部位感染,必要时可行局部按揉或热敷,促进肌肉组织对药物的吸收。②静脉用药:可行静脉滴注或推注,静脉用药后可使血中浓度迅速达到有效水平,用药后约1小时血浓度可达高峰,停药后血浓度下降较快,但可避免肌内注射引起的不适。基于不同用药途径的特点,临床多采用两种方式互补长短。

毒性反应:硫酸镁的治疗浓度和中毒浓度相近,因此在进行硫酸镁治疗时应严密观察其毒性作用,并认真控制硫酸镁的入量。通常主张硫酸镁的滴注速度以1 g/h为宜,不超过2 g/h,每天维持用量15～20 g。硫酸镁过量会使呼吸和心肌收缩功能受到抑制,危及生命。中毒现象首先表现为膝反射减弱或消失,随着血镁浓度的增加可出现全身肌张力减退及呼吸抑制,严重者心跳可突然停止。

注意事项:护士在用药前及用药过程中均应检测孕妇血压,同时还应检测以下指标。①膝腱反射必须存在;②呼吸不少于16次/分;③尿量每24小时不少于600 mL,或每小时不少于25 mL,尿少提示排泄功能受抑制。镁离子易蓄积发生中毒。由于钙离子可与镁离子争夺神经细胞上的同一受体,阻止镁离子的继续结合,因此应随时准备好10%的葡萄糖酸钙注射液,以便出现毒性作用时及时予以解毒。10%葡萄糖酸钙10 mL在静脉推注时宜在3分钟内推完,必要时可每小时重复1次,直至呼吸、排尿和神经抑制恢复正常,但2.1小时内不超过8次。

4.子痫患者的护理

子痫为妊娠期高血压疾病最严重的阶段,直接关系到母儿安危,因此子痫患者的护理极为重要。

(1)协助医师控制抽搐:患者一旦发生抽搐,应尽快控制。硫酸镁为首选药物,必要时可加用强有力的镇静药物。

(2)专人护理,防止受伤:在子痫发生后,首先应保持患者的呼吸道通畅。并立即给氧,用开口器或于上、下磨牙间放置一缠好纱布的压舌板,用舌钳固定舌头,以防咬伤唇舌或发生舌后坠。使患者取头低侧卧位,以防黏液吸入呼吸道或舌头阻塞呼吸道,也可避免发生低血压综合征。必要时,用吸引器吸出喉部黏液或呕吐物,以免窒息。在患者昏迷或未完全清醒时,禁止给予一切饮食和口服药,防止误入呼吸道而致吸入性肺炎。

(3)减少刺激,以免诱发抽搐:患者应安置于单人暗室,保持绝对安静,以避免声、光刺激;一切治疗活动和护理操作尽量轻柔且相对集中.避免干扰患者。

(4)严密监护:密切注意血压、脉搏、呼吸、体温及尿量(留置尿管)、记出入量,及时进行必要的血、尿化验和特殊检查,及早发现脑出血、肺水肿、急性肾衰竭等并发症。

(5)为终止妊娠做好准备:子痫发作者往往在发作后自然临产,应严密观察并及时发现产兆,且做好母子抢救准备。如经治疗病情得以控制仍未临产者,应在孕妇清醒后24～48小时内引产,或子痫患者经药物控制后6～12小时,需考虑终止妊娠。护士应做好终止妊娠的准备。

5.妊娠期高血压疾病

孕妇的产时及产后护理妊娠期高血压疾病孕妇的分娩方式应根据母儿的情形而定。若决定经阴道分娩,在第一产程中,应密切检测患者的血压、脉搏、尿量、胎心和子宫收缩情况,以及有无自觉症状;血压升高时应及时与医师联系。在第二产程中应尽量缩短产程,避免产妇用力,初产妇可行会阴侧切并用产钳助产。在第三产程中,需预防产后出血,在胎儿娩出前肩后立即静脉推注缩宫素(禁用麦角新碱),及时娩出胎盘并按摩宫底,观察血压变化,重视患者的主诉。病情较重者于分娩开始即需开放静脉。胎盘娩出后测血压,病情稳定者,方可送回病房。重症患者产后应继续硫酸镁治疗1～2天,产后21小时至5天内仍有发生子痫的可能,故不可放松治疗及其护理措施。

妊娠期高血压疾病孕妇在产褥期仍需继续监测血压,产后48小时内应至少每4小时观察1次血压,即使产前未发生抽搐,产后48小时亦有发生的可能,故产后48小时内仍应继续硫酸镁的治疗和护理。使用大量硫酸镁的孕妇,产后易发生子宫收缩乏力,恶露较常人多,因此应严密观察子宫复旧情况,严防产后出血。

**(五)护理评价**

(1)妊娠期高血压孕妇休息充分、睡眠良好、饮食合理,病情缓解,未发展为重症。

(2)子痫前期预防病情得以控制,未发生子痫及并发症。

(3)妊娠期高血压孕妇分娩经过顺利。

(4)治疗中,患者未出现硫酸镁的中毒反应。

# 第七章

# 重症监护室护理

## 第一节　急性胰腺炎

急性胰腺炎(acute pancreatitis,AP)是常见的急腹症之一,其发病率很高,占急腹症的第3～5位。其中80%以上的患者病情较轻,为急性水肿性胰腺炎,经非手术治疗可治愈,基本算一种内科病。10%左右的患者属于急性出血性坏死性胰腺炎(acute hemorrhagic necrotic pancreatitis,AHNP),常继发感染、腹膜炎和休克等多种并发症,病死率高,称为重症急性胰腺炎(severe acute pancreatitis,SAP)。重症急性胰腺炎是急性胰腺炎的特殊类型,是一种发病急、病情险恶、并发症多、病死率较高的急腹症。此时胰腺的炎症已不是可逆性或自限性,常需经手术治疗,应视为外科病。目前,外科医师对急性胰腺炎的认识较为深入,诊断技术和治疗方法也有了较大的发展,但是其病死率仍居高不下,达30%～60%,且易发生各种严重并发症,是外科医师的一个严峻挑战。

急性胰腺炎发病率女性高于男性,男女之比为1∶1.7。各年龄均可见,但以20～50岁者多见。蛔虫引起的胰腺炎以儿童多见,说明了发病年龄与病因也有关系,胆石症的发病率随着人类寿命的延长而增加,致使急性胰腺炎的发病年龄也将会有所提高。

### 一、急性胰腺炎的常见病因

急性胰腺炎的病因有很多。常见的主要有胆石症、饮酒过度和暴饮暴食。

#### (一)胆石症与胆道疾病

胆石症、胆道感染或胆道蛔虫等均可引起急性胰腺炎,其中胆石症最为常见。

### (二)饮食

饮酒过度和暴饮暴食。

### (三)胰管阻塞

胰管结石或蛔虫、胰管狭窄、肿瘤等都是引起胰管阻塞的原因,胰液分泌旺盛时胰管内压增高,使胰管小分支和胰腺泡破裂,胰液与消化酶渗入间质,引起急性胰腺炎。

### (四)手术与创伤

胰胆或胃等腹腔手术、腹部钝挫伤等可直接或间接损伤胰腺组织或损伤胰腺的血液供应引起胰腺炎。

### (五)内分泌与代谢障碍

如高钙血症、高血脂、妊娠、糖尿病昏迷和尿毒症等均可引起急性胰腺炎;妊娠时胰腺炎多发生在妊娠中晚期,其中90%合并胆石症。

### (六)感染

急性传染性疾病者继发的急性胰腺炎大多较轻,可随感染痊愈而自行消退。沙门菌或链球菌败血症时也可出现胰腺炎。

### (七)药物

噻嗪类利尿药、硫唑嘌呤、糖皮质激素、四环素、磺胺类等药物可直接损伤胰腺组织,使胰液分泌或黏稠度增加,从而引起急性胰腺炎,在服药最初的2个月易发生,与剂量可能无关。

### (八)意外

电击休克。

### (九)其他

消化性溃疡、腮腺炎或药物并发症等。少见因素有十二指肠球后穿透性溃疡、胃部手术后输入襻综合征、邻近十二指肠大乳头的十二指肠憩室炎、血管性疾病、肾或心脏移植术后及遗传因素等。

胰腺炎病因很多,多数可找到致病因素,但仍有5%～25%的急性胰腺炎病因不明,称之为特发性胰腺炎。

## 二、急性胰腺炎的发病机制

目前,急性胰腺炎的确切发病机制还不太明了,但根据大量的临床观察和实验资料，专家指出，其发病机制主要有以下几种。

(1)胰管内的反流或阻塞造成管内压力增高。

(2)胰腺外分泌旺盛。

(3)胰腺血液供应不足。

关于此发病机制在学术界有一个观点已达成共识，那就是急性胰腺炎的发病，不能用单一的因素来解释。

## 三、重症胰腺炎的临床表现及基本的实验室检查

### (一)严重的上腹部疼痛

腹痛是重症急性胰腺炎的主要临床表现之一，持续时间长，平卧时不能缓解。如有渗出液扩散入腹腔内可致全腹痛。但有少数患者，特别是年老体弱者无腹痛或仅有轻微腹痛，对于这种无痛性重症急性胰腺炎更应特别警惕，易漏诊。

### (二)黄疸、腹胀、恶心、呕吐和便秘

若黄疸呈进行性加重，应考虑有重症急性胰腺炎的可能。

### (三)血压下降，体温低，四肢冷等休克现象

重症急性胰腺炎常有不同程度的低血压或休克，有的患者休克逐渐出现，也可突然发生，在夜间发生胰源性猝死，或突然发生休克致死的情况也时有发生。部分患者有心律失常、心肌损害、心力衰竭等。

### (四)呼吸异常甚至呼吸衰竭

重症急性胰腺炎的早期有呼吸加快，但无明显痛苦，查体时胸部体征不多，较易被忽视。若不及时治疗，可发展为急性呼吸窘迫综合征。

### (五)高热

急性胰腺炎感染期，可演变为败血症或真菌感染，大多患者表现有寒战、高热。

### (六)神志的改变

重症急性胰腺炎可并发胰性脑病，患者可表现为反应迟钝、谵妄，甚至昏迷。

### (七)消化道出血

该病发病时常伴发呕血或便血。

### (八)腹水

合并腹水者几乎都是重症急性胰腺炎，腹水呈血性或脓性，腹水中淀粉酶常

升高。

### (九)脐周及腰部皮肤表现

部分患者的脐周或腰部皮肤可出现蓝紫色瘀斑,提示腹腔内出现出血坏死及血性腹水。脐周出现蓝紫色瘀斑者称为 Cullen 征,腰部皮肤出现蓝紫色斑者则称为 Grey-Turner 征。

### (十)皮肤黏膜出血

重症急性胰腺炎的患者此时血液可呈高凝状态,皮肤黏膜有出血倾向,并常有血栓形成和局部循环障碍,严重者可出现弥散性血管内凝血。

### (十一)血、尿淀粉酶

一般重症急性胰腺炎患者的血、尿淀粉酶升高为正常,若在升高的基础上又突然明显降低,常提示预后不良。此外,尚有10%的患者在整个病程中血清淀粉酶始终正常。若出现病情严重程度与淀粉酶升高幅度不成正比,应重视并采取相应处理。

### (十二)腹部X线摄片

若可见十二指肠或小肠节段性扩张或右侧横结肠段充气梗阻,则常提示有腹膜炎及肠麻痹的存在。

### (十三)B超、CT

B超检查可发现胰腺明显肿大、不规则、边缘模糊、回声增强、不均匀等异常,有小片状低回声区或无回声区。CT是诊断重症急性胰腺炎的重要手段,其准确率高达70%~80%。可见肾周围区消失、网膜脂肪和网膜囊变性、密度增厚、胸腔积液、腹水等病变。

## 四、重症急性胰腺炎的常见治疗方法

一般情况下,重症急性胰腺炎的诊治工作都是在重症监护病房中进行,并采取积极有效的措施阻止病情的进一步恶化,尽力挽救患者的生命。主要治疗措施包括禁食,胃肠减压,止痛,补充水、电解质,纠正酸碱平衡失调等。

(1)解痉镇痛:重症急性胰腺炎时腹痛可增加胰腺的分泌,使已存在的胰管或胆管内高压进一步加重。剧烈的腹痛还可引起或加重休克状态,甚至导致猝死,因此迅速有效的缓解腹痛意义重大。

(2)液体复苏。

(3)胰酶抑制剂。

(4)抗生素预防和治疗感染。

(5)生长抑素对改善重症急性胰腺炎的临床症状、减少并发症、降低病死率、缩短住院时间有很大作用。

(6)腹腔灌洗:属于非手术疗法,是抢救患重症急性胰腺炎者生命的重要措施,此措施对缓解症状、控制感染和治疗多系统器官衰竭等严重并发症有良好的疗效。

(7)持续血液净化治疗的适应证:①重症急性胰腺炎伴急性肾衰竭,或每小时尿量≤0.5 mL/kg。②重症急性胰腺炎早期伴 2 个或 2 个以上器官功能障碍者。③重症急性胰腺炎早期高热(39 ℃以上)、伴心动过速、呼吸急促,经一般处理效果不明显者。④重症急性胰腺炎伴严重水电解质紊乱。⑤重症急性胰腺炎伴胰性脑病者或毒性症状明显者。此时医师应采高容量连续性静脉静脉血液滤过(continuous veno-venous hemofiltration,CVVH)(每小时 4 L)为患者进行治疗。

(8)机械通气和氧疗。

(9)中药治疗:在早期临床上一般应用如大承气汤等中药鼻饲或灌肠,对多系统器官衰竭有一定的预防作用。

(10)CT 引导下经皮导管引流术:这是一种可避免手术高风险的非手术治疗的方法。此法治疗感染性重症急性胰腺炎安全有效。目前也采用经 B 超引导下进行经皮穿刺引流,这种方法可能更为实用。

(11)营养支持:在临床上,医护人员都一直贯彻着"如果患者肠道有功能,就应使用肠道"的原则。但对于那些无法早期应用肠道营养的重症急性胰腺炎患者,早期行全肠外营养是十分必要的。

(12)手术治疗。

## 五、相应护理诊断及问题

### (一)疼痛

与胰腺脓肿导致的腹痛有关。

### (二)气体交换受损

与肺水肿、呼吸和血灌注不足等有关。

### (三)心排血量减少

与脓肿和血管内的血容量减少有关。

### (四)组织灌注不足

与脓肿和全身炎性反应有关。

### (五)体液不足

与血容量不足和大量腹水有关。

### (六)营养失调:低于机体需要量

与代谢增加且因疾病不能进食有关。

### (七)皮肤完整性受损

与营养不良、组织间积水、患者长期卧床有关。

### (八)有感染的危险

与免疫力下降、胰腺坏死及大量有创性操作等有关。

## 六、护理要点

(1)心理护理:重症胰腺炎患者病情危重,进展快,患者及家属均感到极度恐慌。最重要的是,该病病程较长、治疗费用高、且易反复,患者及家属都易产生悲观消极情绪,甚至产生放弃治疗的想法。所以,医护人员应与患者及家属多多沟通,耐心细致地为其讲解有关疾病的知识和治疗方法,使其积极配合治疗和护理,树立战胜疾病的信心。

(2)预防肠麻痹,行胃肠减压。

(3)病情观察及护理:密切观察患者各项生命体征、尿量、意识及腹部体征。重症胰腺炎患者可在数天内出现严重并发症,病死率极高,临床上必须加强早期对各脏器功能的监测,竭尽所能避免多系统器官衰竭。治疗期间,如果体温仍持续在38.5 ℃以上,应警惕胰腺周围可能感染;心率由120次/分以上逐步转为40次/分以下、呼吸由急促逐步变为深慢,应警惕心包积水、胸腔积水及ARDS的可能;若患者大量呕吐,则应密切监测呕吐的状况,监测电解质、胰淀粉酶、血糖及血红素的变化;当补液及有效循环血容量正常,而每小时尿量<20 mL时,应警惕急性肾衰竭的可能;经积极的保守治疗后患者仍出现腹痛加剧、腹膜炎体征明显,烦躁、继之表情淡漠甚至意识障碍、谵妄、昏迷等,应警惕胰性脑病的发生。此外,还要定时测量患者动脉血的酸碱度、血钙、血钠、血钾,适当地补充血钙、血钠和血钾的损失,并及时降低高血糖的征象。

因此,这就要求护士必须严密观察病情,提供及时动态的临床资料,这才会使医师作出及时正确的治疗方案,同时更要积极做好术前的准备工作。

(4)减少胰腺的分泌,如嘱患者卧床休息、禁食、减少呕吐、使用一些药物,如生长抑素或奥曲肽等以减少胰腺的分泌。

(5)可给予抗酸剂减少胃酸的分泌。

(6)疼痛的护理:密切观察并询问患者腹痛的具体位置、性质、程度、范围及持续时间。安慰并耐心告知患者,让患者了解腹痛是本病的一个症状,治疗后会逐渐缓解。并教会患者学会放松的技巧,或播放音乐、影音资料等分散其注意力,也可协助患者处于膝胸卧位,即膝盖弯曲、靠近胸部以减轻疼痛。必要时报告医师,遵照医嘱合理使用解痉药或止痛药。

(7)补液的护理:密切观察患者生命体征、意识状态、皮肤黏膜和色泽情况;准确记录 24 小时出入液量和水、电解质失衡状况;留置中心静脉导管、检测中心静脉压的变化,将血压与中心静脉压结合补液。抗休克时,应建立多条静脉通道迅速进行补液、纠酸、扩容,以维持水电解质及酸碱平衡,并注意观察患者尿量、心律、脉搏、呼吸状态、血氧值、面色及皮肤状态的变化等。必要时可使用肾上腺素。

虽补液时需要补充大量液体,预防和治疗休克,但一定注意避免短期内大量液体的输入,需持续均匀滴注。

(8)营养支持护理:患者禁食时间较长,机体处于高分解状态,同时有大量消化液的丢失,易出现负氮平衡。合理有效的营养支持是挽救患者生命和提高疗效的关键。若患者可采用肠道营养途径时,尽可能采用肠道营养;若疾病不允许使用肠道营养,尽量采用中心静脉的单侧路输注肠外营养液,一定不能与抗生素一同输注;如果从周围静脉输注,静脉滴注速度宜慢,应从远心端开始选择血管,禁止在同一血管连续输液,密切观察穿刺部位皮肤血管情况,待肠道功能恢复 3 天后尽早应用肠道营养,也可从空肠造瘘管注入营养液。

(9)维持正常的气体交换:①监测患者的血氧数值、呼吸频率、呼吸能力等。②可给予面罩或鼻导管辅助给氧。③若患者吸氧后呼吸困难仍得不到缓解,则应立即通知医师使用无创性呼吸机;如果此时患者意识发生突变,护士要立即协助医师行气管切开或气管插管术,用呼吸机辅助呼吸。④如患者达到脱呼吸机指标,一定要按照顺序连接好吸氧装置后再撤离呼吸机;观察患者自行呼吸良好,能自主咳痰才可拔除气管插管。并在拔管后应使用大量的雾化促进患者气道内分泌物的排出。

(10)引流管的护理:引流不畅使坏死组织及脓液不能引出,加重腹腔感染,并可能出现腹胀、伤口裂开等并发症。因此,要随时观察并保持腹腔引流管通畅，采用负压引流袋或冲洗引流，尽可能地引流出全部灌注液，同时记录每天引流吸出液的色、质和量。严格掌握拔管指征：①体温正常且稳定。②周围血象正常。③引流量每天少于 5 mL。④经腹腔 B 超或 CT 检查后无脓腔形成。过早地停止灌洗和拔管可诱发胰腺、腹腔残余病灶的再感染，导致病情复发。

(11)健康教育：帮助患者及家属正确认识胰腺炎发病特质，强调预防复发的重要性。告知患者出院后 4～6 周，可适当运动但避免过重和过度劳累。减少刺激避免情绪激动，保持好心情和良好的精神状态。指导患者要合理饮食，进食清淡易消化的食物，限制摄入酒、浓茶、咖啡及酸辣刺激性食物，切勿暴饮暴食，戒烟酒，避免使用磺胺类、解热镇痛药、免疫抑制剂及抗胆碱杀虫剂等，积极预防和治疗胆道疾病，同时需要定期门诊复查。

## 第二节　弥散性血管内凝血

### 一、概述

弥散性血管内凝血(disseminated intravascular coagulation，DIC)是一种综合征，不是一种独立的疾病。是在各种致病因素的作用下，在毛细血管、小动脉、小静脉内广泛纤维蛋白沉积和血小板聚集，形成广泛的微血栓，导致循环功能和其他内脏功能障碍，消耗性凝血病，继发性纤维蛋白溶解，产生休克、出血、栓塞、溶血等临床表现。

DIC 患者发病的严重程度不一，有的患者临床症状十分轻微，体征也不是很明显；而急性 DIC 在 ICU 病房中的发病率较高，或一般都会运送患者到 ICU 中进行抢救。DIC 起病急、病情危重且进展快、预后差，病死率高达 50%～60%，临床上应做到早诊断、早处理。

### 二、常见病因及发病机制

造成 DIC 的病因很多。根据资料分析，在中国以感染最常见，恶性肿瘤(包括急性白血病)次之，两者占病因的 2/3。而国外报告中则以恶性肿瘤，尤其是有转移病变的占首位。DIC 发病的常见病因也有广泛组织创伤、体外循环及产科意外。

### (一)血管内皮损伤和组织创伤

1.感染各种严重的细菌感染

如金黄色葡萄球菌、革兰阴性杆菌、中毒性菌痢、伤寒等均可导致DIC。

2.抗原-抗体复合物的形成

如移植物排斥反应、系统性红斑狼疮或其他免疫性疾病，各种免疫反应及免疫性疾病都能损伤血管内皮细胞，激活补体，也能引起血小板聚集及释放反应，激活凝血机制。

3.其他

如酸中毒、体温升高、休克或持续性缺氧、低血压等均可损伤血管壁内皮细胞。

### (二)红细胞破坏

红细胞大量破坏，血小板活化，白细胞激活或破坏可加速凝血反应。

### (三)大量促凝物质进入血液循环

常见于如羊水栓塞、胎盘早期剥离、死胎滞留等病例的产科意外。如严重烧伤、广泛性外科手术、挤压综合征、毒蛇咬伤等严重创伤也是常见的DIC病因，均可由受损的组织中释放出大量组织因子进入血液，促发凝血。此外，化疗及放疗杀灭肿瘤细胞释放出其中的促凝物质，更容易导致DIC的发生。

### (四)凝血系统激活

凝血系统最先被过度激活，血液中凝血酶大量形成，加上多种细胞因子的作用，导致DIC早期以血液凝固性升高为主，出现广泛的微血栓形成。

### (五)微血栓形成

广泛的微血栓形成必然消耗大量的凝血因子和血小板，加上继发性纤溶功能亢进，从而使血液由高凝状态进入低凝状态，纤维蛋白原裂解，出现多部位出血。

## 三、影响DIC发生发展的因素

### (一)单核吞噬细胞系统受损

全身性Shwartzman反应：第一次注入小剂量脂多糖，使单核吞噬细胞系统封闭，第二次注入脂多糖易引起休克。

### (二)血液凝固的调控异常

抗凝机制：以蛋白酶C为主体的蛋白酶类凝血抑制机制；以抗凝血酶Ⅲ为主

的蛋白酶抑制物类凝血抑制机制。

### (三)肝功能障碍

肝功能严重障碍可使凝血、抗凝、纤溶过程失调。

### (四)血液的高凝状态

如妊娠妇女、酸中毒以及抗磷脂抗体综合征。

### (五)微循环障碍

血流缓慢和产生旋涡时，被激活的凝血因子和凝血酶能在局部达到凝血过程所必需的浓度；血流缓慢导致血液氧分压降低和酸性代谢产物滞留，可以损伤血管内皮细胞，触发凝血。

### (六)纤溶抑制剂使用不当

纤溶抑制剂使用不当也可导致DIC的发生。

## 四、临床表现

### (一)DIC的分期和发展过程

1.高凝期

各种病因导致凝血系统被激活，凝血酶生成增多，微血栓大量形成，血液处于高凝状态，仅在抽血时凝固性增高，多见于慢性型、亚急性型，急性型不明显。

2.消耗性低凝期

凝血酶和微血栓的形成使凝血因子和血小板因大量消耗而减少，同时因继发性纤溶系统功能增强，血液处于低凝状态，因而此时出血症状明显。

3.继发性纤溶亢进期

凝血酶及凝血因子Ⅻa等激活了纤溶系统，使大量的纤溶酶原变成纤溶酶，再加上FDP形成，使纤溶和抗凝作用大大增强，故此期出血十分明显。

### (二)DIC的分型及各型的特点

根据DIC发病的快慢和病程长短可分为3型，主要和致病因素的作用方式、强度与持续时间长短有关。

(1)急性型：①突发性起病，一般持续数小时或数天。②病情凶险，可呈暴发型。③出血倾向严重。④常伴有休克。⑤常见于暴发型流脑、流行型出血热、病理产科、败血症等。

(2)亚急性型：①急性起病，在数天或数周内发病。②进展较缓慢，常见于恶性疾病，如急性白血病(特别是早幼粒细胞白血病)、肿瘤转移、主动脉弓动脉瘤、死胎滞留及局部血栓形成等。

(3)慢性型：临床上少见。①起病缓慢。②病程可达数月或数年。③高凝期明显，出血不重，可仅有瘀点或瘀斑。④常见于恶性肿瘤、胶原病、慢性溶血性贫血、巨大血管瘤等疾病。

**(三)常见临床表现**

DIC 的发病原因虽然不同，但其临床表现均相似，除原发病的征象外，主要有出血、休克、栓塞及溶血四方面的表现。

DIC 的临床表现主要为出血，多脏器功能障碍，休克和贫血。其中最常见者为出血。

1.出血

DIC 患者有 70%～80%以程度不同的出血为初发症状，如紫癜、血疱、皮下血肿、采血部位出血、手术创面出血、外伤性出血和内脏出血等。DIC 引起的出血特点如下。

(1)突然出现是 DIC 最早的临床表现。

(2)多部位严重出血倾向是 DIC 的特征性表现。

(3)出血的原因不易用原发病或原发病当时的病情来解释。

(4)常合并休克、栓塞、溶血等 DIC 的其他表现。

(5)常规止血药治疗效果欠佳，往往需要肝素抗凝、补充凝血因子、血小板等综合治疗。

2.休克

DIC 病理过程中有许多因素与引起休克有关。

(1)出血可影响血容量。

(2)微血栓形成，使回心血量减少。

(3)DIC 时可通过激活激肽和补体系统产生血管活性介质如激肽和组胺，使外周阻力降低，引起血压下降；也可引起肾上腺素能神经兴奋。

(4)心功能降低。

除心内微血栓形成直接影响心泵功能外，肺内微血栓形成导致肺动脉高压，增加右心后负荷；DIC 时因组织器官缺血、缺氧可引起代谢性酸中毒，酸中毒可使心肌舒缩功能发生障碍。于是，血容量减少、回心血量降低、心功能降低和心排血量减少，加上血管扩张和外周阻力降低，则血压可明显降低。

DIC 引起的休克特点：①突然出现或与病情不符；②伴有严重广泛的出血及

四肢末梢的发绀;③有多器官功能不全综合征出现;④对休克的综合治疗缺乏反应,病死率高。

3.微血管病性溶血性贫血

DIC时红细胞可被阻留于微血管内。当红细胞受血流冲击、挤压,引起对红细胞的机械性损伤,因而在循环中出现各种形态特殊的变形红细胞或呈盔形、星形、多角形、小球形等不同形态的红细胞碎片,称为裂细胞。这些红细胞及细胞碎片的脆性明显增高,很易破裂发生溶血。DIC早期溶血较轻,不易察觉,后期易于在外周血发现各种具特殊形态的红细胞畸形。外周血破碎红细胞数大于2%对DIC有辅助诊断意义,这种红细胞在微血管内大量破坏引起的贫血称为微血管病性溶血性贫血。

4.多器官功能障碍综合征(multiple organ dysfunction syndrome,MODS)

由于DIC发生的原因和受累脏器及各脏器中形成微血栓的严重程度不同,故不同器官系统发生代谢与功能障碍或缺血性坏死的程度也可不同,受累严重者可导致脏器功能不全甚至衰竭。MODS常是DIC引起死亡的重要原因。临床上常见器官功能障碍的表现如下。

(1)肾脏:严重时可导致双侧肾皮质坏死及急性肾衰竭。

(2)肺:出现肺出血、呼吸困难和呼吸衰竭。

(3)肝脏:黄疸和肝功能衰竭。

(4)消化道:呕吐、腹泻和消化道出血。

(5)肾上腺:出血性肾上腺综合征(沃-弗综合征)。

(6)垂体:希恩综合征。

(7)神经系统:神志改变。

(8)心血管:休克。

## 五、治疗

由于DIC的病情严重,发展迅速,病势凶险,必须积极抢救,否则病情发展为不可逆性。原发病与DIC两者互为因果,治疗中必须严密观察临床表现及实验室化验结果的变化,做到同时兼顾。

### (一)消除病因及原发病的治疗

治疗原发病是治疗DIC的根本措施,也是首要原则,控制原发病的不利因素也有重要意义,例如积极控制感染、清除子宫内死胎及抗肿瘤治疗等。输血时应预防溶血反应。其他如补充血容量、防治休克、改善缺氧及纠正水、电解质紊乱等,也有积极作用。消除 DIC 的诱因也有利于防止 DIC 的发生和发展。

### (二)肝素治疗

在 DIC 后期,病理变化已转为以纤维蛋白溶解为主而出血主要涉及纤溶及大量 FDP 的关系,而不是凝血因子的消耗;有明显肝肾功能不良者;原有严重出血如肺结核咯血、溃疡病出血或脑出血等;手术创口尚未愈合;原有造血功能障碍和血小板减少者。有上列情况时,应用肝素要特别谨慎,以免加重出血。

### (三)抗血小板凝集药物

低分子右旋糖酐降低血液黏滞度,抑制血小板聚集,一般用量为 500～1 000 mL静脉滴注,主要用于早期 DIC,诊断尚未完全肯定者。

### (四)合成抗凝血酶制剂的应用

日本最近合成抗凝血酶制剂,对 DIC 有明显的疗效,而且不良反应少。

### (五)补充血小板及凝血因子

DIC 时凝血因子和血小板被大量消耗,是 DIC 出血的主要因素。所以,积极补充凝血因子和血小板是 DIC 治疗的一项重要且十分必要的措施。

在临床上也有部分学者和专家认为,在未用肝素前输血或给纤维蛋白原时,可为微血栓提供凝血的基质,促进 DIC 的发展。所以,他们觉得这种外源性的补充可能“火上浇油”。但当凝血因子过低时,应用肝素可加重出血。所以在凝血指标和凝血因子、血小板极度消耗的情况下,仍应积极补充新鲜血浆、凝血酶原复合物,单采血小板、纤维蛋白原等血制品,同时进行抗凝治疗,以期减少微血栓的形成。

### (六)抗纤溶药物的应用

在 DIC 后期继发性纤溶成为出血的主要矛盾,可适当应用抗纤溶药物;但在 DIC 早期,纤溶本身是一种生理性的保护机制,故一般不主张应用抗纤溶药物。早期使用反而有使病情恶化可能。这类药物应在足量肝素治疗下应用。只有当已无凝血消耗而主要为继发性纤溶继续进行时,方可单独应用抗纤溶药物。常用的药物包括氨甲苯酸(对羧基苄胺,PAMBA)或氨甲环酸(AMCHA)等。

### (七)其他

国内在治疗 DIC 并发休克的病例中,有人报道用山莨菪碱、东莨菪碱或酚苄明能解除血管痉挛。对于疏通血脉,低分子右旋糖酐有良好疗效。

## 六、护理要点

### (一)心理护理

因为DIC的病情变化极迅速,患者及家属都会出现焦虑、恐惧等心理。

(1)护士应对清醒的患者进行心理护理,并对家属做好安抚工作,及时向患者解释病情,在解释时还应注意减少疑虑,避免使用一些难懂的专业术语,更不能有一些不良的情绪影响到患者。

(2)抢救时应保持安静,医护人员态度要认真、亲切、细心,护理操作时要准确、敏捷,以增强患者的信任感和安全感。

(3)指导患者一些适用的放松技巧等,若患者病情允许,可以在病床上读书或看报纸等。

### (二)基础护理

(1)按原发性疾病患者常规护理。

(2)卧床休息,保持病室环境清洁舒适并安静。定期开窗通风,减少刺激。

(3)给予高蛋白、高维生素、易消化的食物,有消化道出血的患者应禁食,不能进食者可给予鼻饲或遵医嘱给予静脉高营养。

(4)定期采集血标本,通过实验室检查协助临床诊断,以判断病情变化和治疗的综合疗效。

(5)做好口腔、会阴等基础护理,预防并发症的发生。

(6)保持呼吸道通畅,对于昏迷的患者应及时清理口腔、鼻腔内的分泌物。

(7)对于意识障碍且躁动的患者,可在家属知情同意后采取适当的安全保护措施,如使用床护栏、约束带等。

### (三)病情观察

(1)观察出血症状:患者可能出现广泛自发性出血,皮肤黏膜瘀斑,伤口、注射部位渗血,内脏出血如呕血、便血、泌尿道出血、颅内出血、意识障碍等症状。应观察出血部位、出血量。

(2)观察有无微循环障碍症状:皮肤黏膜发绀缺氧、尿少无尿、血压下降、呼吸循环衰竭等症状。

(3)观察有无高凝和栓塞症状:如静脉采血时,血液迅速凝固应警惕血液高凝状态。内脏栓塞可引起相关的症状,如肾栓塞引起腰痛、血尿、少尿,肺栓塞引起呼吸困难、发绀,脑栓塞引起头痛、昏迷等。

(4)观察有无黄疸、溶血症状。

(5)观察实验室临床诊断结果,如血小板计数、凝血酶原时间、血浆纤维蛋白含量等。

(6)观察原发性疾病的病情有无进展。

**(四)对症护理**

1.出血患者的护理

(1)保持患者皮肤清洁、干燥,避免用力抓、碰。

(2)按医嘱给予抗凝剂、补充凝血因子、成分输血或抗纤溶中医药治疗。按时给药,严格控制剂量如肝素,监测凝血时间等实验室各项指标,周密观察治疗综合疗效,随时按医嘱调整剂量,预防患者出现不良反应。

(3)凡是执行有创操作时,都应避免反复穿刺,力争一针见血,并在操作后妥善按压,如有渗血应加压包扎。

(4)吸痰时动作轻柔,防止损伤气道黏膜。

(5)保持口腔、鼻腔的湿润,防止出血。

2.微循环衰竭患者的护理

(1)使患者处于休克体位,以利于回心血量和呼吸的改善。

(2)建立两条或两条以上的静脉通道,按医嘱给药,纠正酸中毒,保持水、电解质平衡,保持血压稳定。

(3)严密监测体温、心率、脉搏、呼吸、血压、皮肤色泽及温度、尿量、尿色变化,准确记录24小时的出入液量。

(4)保持呼吸道通畅,吸氧,改善患者的缺氧症状。

(5)随时准备好各种抢救仪器和设备,如抢救车、喉镜、气管插管、呼吸机、吸引器等。

3.使用肝素的护理要点

(1)用药前要先测定凝血时间,用药后2小时再次测定凝血时间。凝血时间在20分钟左右表示肝素剂量合适;凝血时间短于12分钟,提示肝素剂量不足;若超过30分钟则提示过量。

(2)注意变态反应的发生,轻者出现鼻炎、荨麻疹和流泪,重者可引起过敏性休克、支气管痉挛。

(3)正确按时给药,严格掌握剂量。肝素使用过量可引起消化道、泌尿系统、胸腔或颅内出血,部分患者还可能发生严重出血。若大出血不止,则须用等量的鱼精蛋白拮抗。注射鱼精蛋白速度不宜太快,以免抑制心肌,引起血压下降、心动过缓和呼吸困难。

# 第三节 多器官功能障碍综合征

多器官功能障碍综合征(multiple organ dysfunction syndrome，MODS)是指在严重创伤、感染和休克时，原无器官功能障碍的患者同时或者在短时间内相继出现两个以上器官系统的功能障碍以致机体内环境的稳定必须靠临床干预才能维持的综合征。

MODS 的原发致病因素是急性而继发受损器官可在远隔原发伤部位，不能将慢性疾病、组织器官退化、机体失代偿时归属其中。常呈序惯性器官受累，致病因素与发生 MODS 必须＞24 小时。发生 MODS 前，机体器官功能基本正常，功能损害呈可逆性，一旦发病机制阻断、及时救治，器官功能有望恢复。

## 一、病因

### (一)严重创伤

严重创伤是诱发 MODS 的常见因素之一，主要见于复合伤、多发伤、战地伤、烧伤及大手术创伤，并由此可引起心、肺、肝、肾、造血系统、消化道等多个组织器官系统的功能障碍。

### (二)休克

各种原因导致的休克是引起 MODS 的重要发病因素，尤其是出血性休克和感染性休克更易引发 MODS。休克过程中机体各重要器官血流不足而呈低灌注状态，引起广泛性全身组织缺氧、缺血，代谢产物蓄积，影响细胞代谢、损害器官的功能，最后导致 MODS。

### (三)严重感染

严重感染是引发 MODS 的最主要因素之一，尤其是腹腔感染，是诱发 MODS 的重要原因。据相关资料统计，腹腔感染在多种 MODS 致病因素中占首位。其中革兰阴性杆菌占大多数，如腹腔内脓肿、急性化脓性阑尾炎、急性坏死性胰腺炎、急性腹膜炎、急性胆囊炎等更易导致 MODS 的发生。有报道 MODS 患者 69％～75％的病因与感染有关。

### (四)医源性因素

医源性因素也是造成MODS的一个重要因素。尤其是急危重症患者，病情错综复杂，如治疗措施应用不当，对脏器容易造成不必要的损伤而引发MODS。较常见的因素如下。

(1)长时间(至少>6小时)高浓度给氧可破坏肺表面活性物质，损害肺血管内皮细胞。

(2)大量输血、输液可导致急性肺水肿、急性左心功能不全。

(3)药物使用不当可导致肝、肾等重要脏器功能障碍。

(4)不适当的人工机械通气可造成心肺功能障碍。

(5)血液吸附或血液透析造成的不均衡综合征、出血和血小板减少。

### (五)心搏、呼吸骤停

心搏、呼吸骤停致使机体各重要脏器严重缺血、缺氧，若能在短时间内得到有效及时的抢救，复苏成功后，血流动力学改善，各大器官恢复灌流，形成“缺血-再灌注”，但同时也可能引发“再灌注”损伤，导致MODS。

## 二、临床表现

MODS多以某一器官功能受损开始发病，并序贯地影响到其他器官，由于首先受累器官的不同以及受累器官组合的不同，因此，其临床表现也不尽相同，下面将各器官受累时的主要表现分别介绍(表7-1)。

**表7-1 MODS的临床表现**

| | 休克 | 复苏 | 高分解代谢 | MOF |
|---|---|---|---|---|
| 全身情况 | 萎靡、不安 | 差、烦躁 | 很差 | 终末 |
| 循环 | 需输液 | 依赖容量 | CO↓，休克 | 药物依赖 |
| 呼吸 | 气促 | 呼碱低氧 | ARDS | $O_2$↓，$CO_2$↑ |
| 肾脏 | 少尿 | 氮↑ | 氮↑，需透析 | 恶化 |
| 胃肠 | 胀气 | 摄食↓ | 应激性溃疡 | 功能紊乱 |
| 肝脏 | 肝功轻度↓ | 中度↓ | 严重↓ | 衰竭 |
| 代谢 | 血糖↑需胰岛素 | 高分解代谢 | 代谢性酸中毒，血糖↑ | 肌萎缩，酸中毒 |
| CNS | 模糊 | 嗜睡 | 昏迷 | 深昏迷 |
| 血液 | 轻度异常 | BPC↓，WBC↑ | 凝血异常 | DIC |

### (一)心脏

心脏的主要功能是泵功能，并推动血液在体内进行周而复始的循环，无论是心脏发生继发性损伤或原发性损伤都能够引起泵功能障碍，从而引起急性心功能不全，主要临床特征表现为急性肺循环淤血和供血不足。

急性心功能不全可概括为急性右心功能不全和急性左心功能不全，临床上急性右心功能不全极为少见，因此一般急性心功能不全即泛指急性左心功能不全，临床上最常见的是急性左心室功能不全。临床症状及体征表现如下。

1.呼吸困难

按诱发呼吸困难急性程度的不同又可分为：劳力性呼吸困难、夜间阵发性呼吸困难和端坐呼吸，而端坐呼吸和夜间阵发性呼吸困难是急性左心功能不全早期或急性发作时的典型表现之一，必须给予高度重视。

2.咳嗽与咯血

急性心功能不全引起的咳嗽主要特征为无其他原因可解释的刺激性干咳，尤以平卧或活动时为明显，半卧位或坐起及休息时咳嗽可缓解。若发生肺水肿时可见大量白色或粉红色泡沫样痰，严重者可发生咯血。

心排血量急剧下降是严重急性左心功能不全可引起的病变，从而引起心源性晕厥、心源性休克及心搏骤停。

### (二)呼吸功能

临床特征表现为发绀和呼吸困难，血气分析检查常呈现为低氧血症。严重者可出现急性呼吸窘迫综合征(ARDS)或急性呼吸功能不全。ARDS 是 MODS 常伴发的一种临床表现，其病理改变为急性非心源性肺水肿。临床特点如下。

(1)起病急，呼吸极度困难，经鼻导管高流量吸氧不能缓解。

(2)呼吸频率加快，常超过每分钟 30 次，并进行性加快，严重者可达每分钟 60 次以上，患者所有呼吸肌都参与了呼吸运动，仍不能满足呼吸对氧的需求而呈现为窘迫呼吸。

(3)血气分析呈现为 $PO_2 < 8.0$ kPa(60 mmHg)，并呈进行性下降，高流量氧疗也难以使 $PO_2$ 提高，而必须采用人工机械通气。

### (三)肝

当肝脏功能遭到严重损害时，临床表现为肝细胞性黄疸，巩膜、皮服黄染，尿色加深呈豆油样，血清生化检查显示：总胆红素升高(直接胆红素与间接胆红素均升高)并伴有肝脏酶学水平升高，同时 ALT、AST、LDH 均大于正常值的 2 倍以上，还可伴有清蛋白含量、血清总蛋白下降及凝血因子减少，既往有肝病史者或病情严重者即可发生肝性脑病。

### (四)肾

在急危重症的抢救过程中,多种原因都可能造成肾小管功能受损或急性肾小球功能受损,从而引起急性肾功能不全,其临床表现主要为氮质血症、少尿、无尿和水、电解质及酸碱平衡失调。当发生急性肾功能不全后,常易导致病情急剧进展或明显恶化,在以各种原因所导致的休克为MODS的原发病变时,肾功能不全也可能为最早的表现。

### (五)胃肠道

各种原因引起的胃肠黏膜缺血及病变、治疗过程中的应激,导致的胃泌素与肾上腺皮质激素分泌增加,而导致胃黏膜病变,引起消化道大出血,或者其他因素所致的胃肠道蠕动减弱,从而发生胃肠麻痹。

### (六)凝血功能

毛细血管床开放,血流缓慢或淤积,致使凝血系统被激活,引起微循环内广泛形成微血栓,导致弥散性血管内凝血可由任何原因所致的组织微循环功能障碍造成。进一步使大量凝血因子和血小板被消耗,引发全身组织发生广泛出血。临床常表现为:黏膜、皮肤形成花斑,皮下出血,注射部位或手术切口、创面自发性弥漫性渗血,术后引流管内出血量增多,严重者内脏器官也发生出血。化验检查可见:血浆蛋白原含量降低,纤维组织蛋白原降解产物增加,血小板计数呈进行性减少,凝血酶原时间延长。

### (七)脑

由于危重病病变发生发展过程中的多种因素影响而使脑组织发生缺血、缺氧和水肿,从而在临床上引起患者意识障碍。如出现淡漠、烦躁、自制力和定向力下降,对外界环境、自己及亲人不能确认,甚至出现嗜睡、昏睡、昏迷。同时常伴有瞳孔、出现神经系统的病理反射及呼吸病理性变化等。

## 三、护理

### (一)一般护理

1.饮食护理

MODS患者机体常处于全身炎性反应高代谢状态,机体消耗极度升高,免疫功能受损,内环境紊乱,因此保证营养供应至关重要。根据病情选择进食方式,尽量经口进食,必要时给予管饲或静脉营养,管饲时注意营养液的温度及速度,避免误吸及潴留。

(1)肠道营养:根据患者病情选择管饲途径:口胃管、鼻胃管、鼻肠管、胃造口管、空肠造瘘等。

(2)肠外营养:根据患者病情给予不同成分的 TPN 治疗。

2.环境管理

病室清洁安静,最好住单人房间,室内每天消毒 1 次。

3.心理护理

因患者起病突然、病情严重,容易恐惧,护士耐心解释疾病发生发展的原因,帮助患者树立信心并取得积极配合,保证患者情绪稳定。

**(二)重症护理**

1.病情观察

全面观察,及早发现、预防各器官功能不全征象。

(1)循环系统:血压,心率及心律,CVP,PCWP 的监测,严格记录出入液量。

(2)呼吸系统:呼吸频率及节律,动脉血气分析,经皮血氧饱和度的监测。

(3)肾功能监测:监测尿量,计算肌酐清除率,规范使用抗生素,避免使用肾毒性强的药物,必要时行 CRRT 治疗。

(4)神经系统:观察患者的意识状态、神志、瞳孔、反应等的变化。

(5)定时检测肝功能,注意保肝,必要时行人工肝治疗。加强血糖监测。

(6)肠道功能监测与支持:根据医嘱正确给予营养支持,合理使用肠道动力药物,保持肠道通畅。

(7)观察末梢温度和皮肤色泽。

2.各脏器功能的护理

(1)呼吸功能的护理:加强呼吸道的湿化与管理,合理湿化,建立人工气道患者及时吸痰。根据患者病情,及时稳定脱机。多次进行机械通气、病情反复的患者,对脱机存在恐惧感,得知要脱机即表现为紧张、恐惧,这种情绪将影响患者的正常生理功能,如产生呼吸、心率加快、血压升高等,影响脱机的实施。需对患者实施有效的心理护理。

(2)循环功能的护理:MODS 患者在抢救治疗过程中,循环系统不稳定,血压波动大且变化迅速,需通过有创动脉测压及时可靠准确的连续提供动脉血压,为及时发现病情变化并给治疗提供可靠的资料。同时注意观察患者痰液色质量,及时发现心力衰竭早期表现。严格控制出入液量。

(3)肝肾功能的护理:注意肝肾功化验指标的变化,严密监测尿量、尿色、尿比重,保持水电解质平衡。避免使用肝肾毒性药物。维持血容量及血压,保证和改善肾脏血流灌注。严重衰竭患者及时采用连续血液净化治疗。

(4)胃肠道功能的护理:应激性溃疡出血是MODS常见的胃肠功能衰竭症状,早期进行胃肠道内营养,补充能量,促进胃肠蠕动的恢复,维持菌群平衡,保护胃黏膜。观察患者是否存在腹胀,及时听诊肠鸣音,观察腹部体征的变化。患者发生恶心、呕吐时及时清理呕吐物,避免误吸。发生腹泻时,及时清理,保持床单清洁,观察大便性状、色质量,留取异常大便标本并及时送检。

3.药物治疗的护理

(1)根据医嘱补液,为避免发生肺水肿,可在PCWP及CVP指导下调整补液量及速度。

(2)按常规使用血管活性药物。

(3)血压过低时不可使用利尿剂,用后观察尿量变化。

(4)使用制酸剂和胃黏膜保护剂后,要监测胃液pH。

(5)观察要点:持续心电监护,监测体温。

# 参考文献

[1] 张萍，黄俊蕾，陈云荣，等.现代医学临床与护理[M].青岛：中国海洋大学出版社，2018.
[2] 吴欣娟，张晓静.实用临床护理操作手册[M].北京：中国协和医科大学出版社，2018.
[3] 李庆印，张辰.心血管病护理手册[M].北京：人民卫生出版社，2022.
[4] 吴旭友，王奋红，武烈.临床护理实践指引[M].济南：山东科学技术出版社，2021.
[5] 谢文娟.临床常见病护理技术[M].哈尔滨：黑龙江科学技术出版社，2019.
[6] 赵建国.外科护理[M].北京：人民卫生出版社，2018.
[7] 于红，刘英，徐惠丽，等.临床护理技术与专科实践[M].成都：四川科学技术出版社，2021.
[8] 张红芹，石礼梅，解辉，等.临床护理技能与护理研究[M].哈尔滨：黑龙江科学技术出版社，2022.
[9] 娄玉萍，郝英双，刘静.临床常见病护理指导[M].北京：人民卫生出版社，2018.
[10] 邹静，翟义，吕明欣.现代外科常见病护理新进展[M].汕头：汕头大学出版社，2019.
[11] 刘爱杰，张芙蓉，景莉，等.实用常见疾病护理[M].青岛：中国海洋大学出版社，2021.
[12] 程璐.临床常见疾病护理常规及健康教育[M].北京：中国科学技术出版社，2018.
[13] 万霞.现代专科护理及护理实践[M].开封：河南大学出版社，2020.
[14] 于翠翠.实用护理学基础与各科护理实践[M].北京：中国纺织出版社，2022.

[15] 姜梅.妇产科护理指南[M].北京:人民卫生出版社,2018.
[16] 狄树亭,董晓,李文利.外科护理[M].北京:中国协和医科大学出版社,2019.
[17] 周小娅,张瑜,臧小琴.新编重症护理理论与实务[M].兰州:兰州大学出版社,2022.
[18] 邱琛茗,李丽,陈红,等.临床护理基础和护理实践[M].北京:科学技术文献出版社,2019.
[19] 黄俊蕾,赵娜,李丽沙.新编实用临床与护理[M].青岛:中国海洋大学出版社,2019.
[20] 刘扬,韩金艳,刘丽英.全科护理实践[M].长春:吉林科学技术出版社,2019.
[21] 王雪玲.现代护理新思维[M].天津:天津科学技术出版社,2018.
[22] 赵秀森.基础护理技术[M].北京:北京大学医学出版社,2019.
[23] 任潇勤.临床实用护理技术与常见病护理[M].昆明:云南科技出版社,2020.
[24] 胡秀玲.临床专科护理技术与护理常规[M].北京:科学技术文献出版社,2019.
[25] 李秋华.实用专科护理常规[M].哈尔滨:黑龙江科学技术出版社,2020.
[26] 李勇,郑思琳.外科护理[M].北京:人民卫生出版社,2019.
[27] 胡昌俊.临床医学与护理概论[M].昆明:云南科技出版社,2018.
[28] 叶丹.临床护理常用技术与规范[M].上海:上海交通大学出版社,2020.
[29] 单强,韩霞,李洪波,等.常见疾病诊治与护理实践[M].北京:科学技术文献出版社,2018.
[30] 吴欣娟.临床护理常规[M].北京:中国医药科技出版社,2020.
[31] 唐敏,蒋成芳,袁萍,等.坐位与侧卧位排痰在神经外科病人气管切开护理中的应用效果观察[J].护理研究,2022,36(4):738-740.
[32] 严玉娇,丁娟,王虹,等成人危重症病人气道管理循证护理审查指标的制定及气道管理影响因素分析[J].护理研究,2021,35(18):3340-3343.
[33] 米元元,黄海燕,尚游,等.中国危重症患者肠内营养治疗常见并发症预防管理专家共识(2021 版[J].中华危重病急救医学,2021,33(8):903-918.
[34] 刘迎,薄海欣,陈洁,等.妇产科患者全程随访管理系统的建立与应用[J].护理学杂志,2019,34(14):66-68.
[35] 吴欣娟,蔡梦歆,曹晶,等.规范化护理方案在提升卧床患者护理质量中的应用研究[J].中华护理杂志,2018,53(6):645-649.